DISSERTATION

SUR LE FŒTUS

TROUVÉ, A VERNEUIL,

DANS LE CORPS D'UN ENFANT MÂLE.

DISSERTATION

SUR LE FŒTUS

TROUVÉ, A VERNEUIL,

DANS LE CORPS D'UN ENFANT MÂLE.

PAR VERDIER-HEURTIN,

MAÎTRE ÈS ARTS DE LA CI-DEVANT UNIVERSITÉ DE PARIS ;
BACHELIER EN MÉDECINE, etc.

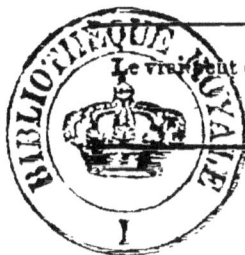

Le vrai peut quelquefois n'être pas vraisemblable.

BOILEAU.

A PARIS,

DE L'IMPRIMERIE D'EGRON,

RUE DES NOYERS, N°. 24.

AN XII. -- 1804.

DISSERTATION
SUR LE FŒTUS

TROUVÉ, A VERNEUIL,

DANS LE CORPS D'UN ENFANT MÂLE.

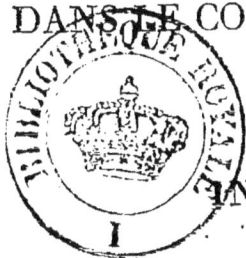

INTRODUCTION.

La nature, quelquefois si bizarre dans ses productions, n'a jamais offert un écart aussi grand, aussi singulier que celui dont nous allons faire mention. Un enfant mâle, portant dans son sein un fœtus, est un de ces phénomènes qui blessent toutes les idées reçues ; qui semblent renverser et détruire le petit nombre de principes que nous avons sur l'acte de la génération, et se refuser à toute explication. On diroit que la nature a voulu se jouer de nos connoissances, ou que, lasse de suivre la route accoutumée, elle ait essayé de s'en frayer une autre, et d'établir la reproduction sur des bases nouvelles.

Mais tout étrange que soit cet écart de la nature, il ne me paroît point détruire les principes reçus, ni se soustraire à une explication qui seroit fondée sur les lois reçues de la physique : c'est ce que mettra en évidence la solution prise de ces principes même (1), sans que nous soyons obligés de recourir à des causes surnaturelles. Loin de nous cette manie des siècles passés, de faire intervenir la divinité toutes les fois qu'un fait paroît en contradiction avec les lois de la nature (2).

Les lois de la nature sont immuables, et la production des monstres en atteste autant l'existence que celle de l'enfant le mieux conformé.

L'attraction réunit les molécules des corps; mais en vertu de cette même attraction, ces molécules se séparent, et vont former des composés nouveaux.

La même loi qui préside à la reproduction de l'animal, préside à sa destruction; et la mort est la suite inévitable du principe qui lui a donné la vie.

Les maladies sont aussi dans l'ordre de la nature, et découlent, comme la santé, des causes premieres et éternelles.

Les difformités sont, chez l'embryon, le résultat d'altérations, de maladies; et la naissance d'un monstre ne contredit pas plus les lois de la génération, que l'élévation d'un globe dans les hautes régions de l'air ne prouve contre la gravité.

(1) Un médecin danois a eu une singulière opinion sur les monstres; il en attribuoit la production aux comètes.

« C'est une chose bien honteuse pour l'esprit humain, dit Maupertuis, de voir un grand médecin traiter les comètes comme des abcès du ciel, et prescrire un régime pour se préserver de leur contagion.»

(2) *Nec Deus intersit, nisi dignus vindice nodus*
    Inciderit.
                                        HORAT.

TITRE I.

FAITS.

AVANT tout, il faut s'assurer de la vérité du fait sur lequel on veut raisonner.

On avoit annoncé un jour, dans les papiers anglais, qu'un matelot avoit eu la jambe cassée par un boulet de canon ; mais que cette jambe ayant été entourée et maintenue par une corde fortement serrée, il avoit le moment d'après marché sans difficulté.

Chacun tenta d'expliquer cet incroyable phénomène ; mais la gazette suivante apprit que la jambe si heureusement remise étoit de bois.

Nous avons eu en France la dent d'or, qui fait le pendant de la jambe de bois.

Il n'y a rien à craindre ici de pareil, et le fait que nous prétendons expliquer est appuyé de tout ce qui peut le rendre authentique ; nous allons transcrire les lettres et procès-verbaux qui l'annoncent et le prouvent.

Rouen, 17 messidor an XII.

« Depuis deux jours on ne s'entretient, dans notre ville, que d'un phénomène dont, en attendant une description plus étendue, on publie une analyse signée de cinq officiers de santé.

» On a trouvé, dans le bas – ventre d'un jeune homme de quatorze ans, un fœtus humain, d'une conformation très-irrégulière. La nature des dents, le grand nombre de cheveux de différentes longueurs et couleurs, la poche dure et cartilagineuse qui l'enveloppoit, prouvent une organisation ancienne, et font croire aux gens de l'art qui l'ont examiné,

que ce fœtus monstrueux est le produit de la même conception qui a donné naissance au jeune homme qui l'a porté
dans son ventre. »

Evreux , 19 messidor an XII.

« Personne n'est plus à portée que moi de vous donner des
renseignemens exacts et détaillés sur *l'incroyable phénomène*
dont votre correspondant de Rouen vous entretient depuis
deux jours , et avec raison. Je connois particulièrement les
deux médecins chargés , par le préfet du département de
l'Eure , de constater l'événement qui s'est passé, non à Rouen ,
mais dans la ville de Verneuil (département de l'Eure) ; j'ai
sous les yeux les procès - verbaux qui vont être transmis au
Gouvernement et à l'Ecole de Médecine de Paris, et je puis
assurer que l'existence d'aucun fait n'est plus authentique que
celle de *l'incroyable phénomène*.

» Le jeune Bissieu , appartenant à une famille estimable
de la ville de Verneuil , avoit , depuis l'âge de deux ans , le
ventre considérablement tendu et douloureux ; on le croyoit
attaqué de l'hectisie mésentérique, connue sous le nom de
carreau.

» L'état du ventre a resté constamment le même jusqu'à
l'âge de sept à huit ans , époque à laquelle l'enfant fut mis en
pension à Rouen. Là , soit le changement de régime , soit un
exercice plus actif , ou des efforts plus salutaires de la nature,
le ventre a beaucoup perdu de son volume ; et l'enfant s'est
depuis assez bien porté , quoique maigre et décoloré. Le 5
nivôse dernier , ce jeune homme , alors âgé de quatorze ans ,
fut attaqué spontanément d'une douleur excessive sous les
fausses côtes du côté gauche. Quelques moyens qu'on ait employés , les douleurs n'ont diminué qu'après qu'il se fut établi
un dévoiement fétide et purulent. Environ six semaines avant
sa mort , ce jeune homme rendit , par les selles , une pelotte de
cheveux de la grosseur d'un petit œuf de poule ; ces cheveux

étoient pelotonnés, comme dans les égagropiles qui se trouvent dans les estomacs des jeunes veaux.

» L'ouverture du cadavre, qui a été faite à Verneuil, (le
jeune homme étant mort au sein de sa famille) on a trouvé,
immédiatement au - dessous de la rate , une poche considérable, de laquelle on a extrait deux masses, l'une chevelue,
et l'autre chainue et osseuse. La première étoit toute formée de cheveux , entrelacés comme ceux de la pelotte
que le malade avoit rendue; la seconde avoit une forme
allongée , présentant à l'une de ses extrémités une sorte de
tête légèrement arrondie , et une mâchoire supérieure armée
de six dents, plantées dans des directions différentes , deux
verticales, deux perpendiculaires et deux presque horizon-
tales. L'extrémité postérieure de cette masse se termine par
une appendice, qu'on peut regarder comme le pied gauche ,
terminée par quatre ongles bien prononcés. Voilà les détails
qui ont été transmis par les médecins et chirurgiens qui ont
soigné le malade , et fait la première ouverture du cadavre.
Comme il seroit possible qu'on élevât des doutes sur la nature
du sexe du jeune Bissieu , tel est maintenant le rapport ver-
bal , et par écrit, de MM. Brouard et Delzeuzer, docteurs en
médecine , et membres du jury médical de l'Eure, que M. le
préfet de ce département a envoyés sur les lieux, pour constater l'événement et faire l'exhumation du cadavre.

» Il demeure constant que le corps de l'enfant dans lequel
on a trouvé ce phénomène , est un garçon, ayant les parties
extérieures et intérieures de la génération bien conformées ,
et ne présentant aucunes traces d'un sexe étranger à celles
qui caractérisent le sexe masculin.

» MM. Delzeuzer et Brouard terminent leur rapport par une
réflexion fort sage. On nous pardonnera sans doute, disent-ils,
de ne pas manifester notre opinion ; celle que nous pourrions
émettre sur la nature de ce phénomène ne seroit que très-
hasardée , et certes insuffisante : ainsi , nous laissons aux phy-
siciens-naturalistes, aux hommes qui ont long-temps médité

sur les opérations et les écarts de la nature, le soin d'expliquer
et de détruire les soupçons que la malveillance pourroit faire
naître, par des explications qui blesseroient autant les mœurs
que la raison. »

Signé, LEFEBURE, commis principal à la
préfecture de l'Eure.

Procès-verbal de l'autopsie cadavérique du jeune Bissieu.

« Le 14 juin 1804, (25 prairial an XII) à la requête de
M. Bissieu, fils aîné, nous nous sommes transportés au domi-
cile de M. Bissieu, père, à Verneuil, département de l'Eure,
pour faire l'ouverture du corps de M. Bissieu, fils puîné, âgé
de quatorze ans, décédé de la veille.

» Nous avons trouvé au côté gauche, au-dessous de la
rate, dans une même poche très-grande, épaisse, membraneuse, adhérente à un des gros intestins, présumé être le colon,
deux masses appliquées l'une à l'autre, et néanmoins bien
distinctes, situées transversalement ; l'inférieure toute composée d'une forte poignée de cheveux, et la supérieure à peu
près de même volume, dure, osseuse, couverte de peau avec
des poils ou cheveux, avec six ou sept dents disposées en sens
contraire, une sorte de tête informe, une sorte de bras ou
jambe avec trois appendices représentant des doigts, sur l'un
desquels on voit un ongle, qui paroît humain, bien marqué :
on aperçoit aussi quelques traces d'œil, ou plutôt d'orbite
d'un côté, et d'oreille de l'autre, avec une sorte de naseau.
Cette tête informe se termine par une masse osseuse et charnue, tenant la place de la poitrine et du ventre confondus,
sans presque d'apparence d'organisation ; la rate (de Bissieu)
tenoit à l'ordinaire par les vaisseaux courts ; mais la masse
osseuse tenoit à la partie inférieure de la rate, aux côtes et à
la colonne vertébrale, par une sorte de ligament charnu,
épais et très-dur : elle tient encore à la rate, que nous avons

laissée attachée à la pièce envoyée. Nous n'avons pas entamé cette masse représentant une conception animale informe ; et afin que les personnes de l'art la voient, l'examinent mieux, et la puissent conserver telle qu'elle est, nous l'avons mise dans l'esprit-de-vin. Ainsi, les physiciens exerceront leur génie sur ce phénomène extraordinaire, et qui paroît contre nature, car le sujet n'étoit point hermaphrodite. Il n'y avoit à l'extérieur nul conduit, nulle ouverture, nul signe de sexe féminin, ni à l'intérieur. Les deux masses mentionnées étoient couvertes d'une purulence épaisse et jaunâtre. M. Bissieu les a emportées avec lui à Rouen, pour les faire voir à messieurs Lamauve et Bois-Duval, médecins ; à M. Masson, chirurgien de l'hospice, et surtout à M. Blanche, chirurgien à Rouen, qui a traité et suivi le jeune homme en question, tombé et resté malade à Rouen pendant long-temps, et qui, au départ du malade de cette ville, et depuis son retour à Verneuil, avoit expressément recommandé à son frère de faire faire, lors du décès, l'ouverture de son corps.

» Nous avons prié ces messieurs de Rouen de faire passer, à la faculté de médecine, cette pièce extraordinaire ; nous les avons également priés de nous faire part de leurs réflexions et de leur opinion sur une production aussi monstrueuse, et nous faisons la même prière à messieurs les médecins de la faculté de Paris. Cette pièce a été vue, à Verneuil, par M. Lemaire, deux ecclésiastiques, et plus de douze autres personnes.

» Le jeune homme en question a rendu par l'anus, dans une selle, plusieurs semaines avant sa mort, un peloton de cheveux, qui fut envoyé à Rouen. Or, sur la masse de cheveux trouvés après le décès, il y avoit deux pelotons arrondis, pareils à celui envoyé à Rouen. Ce dernier peloton n'a pu parvenir à l'anus, sans traverser une portion du canal intestinal ; ce qui prouve que celui-ci étoit ouvert à l'endroit de son adhérence, à la masse osseuse et chevelue, par suppuration ou autrement. La dissection a été faite un peu à la hâte ; nous n'avons pu procéder à l'ouverture, d'après la loi et la

défense à nous faite par le maire, que vingt-quatre heures
après le décès, et l'inhumation étoit commandée presque
pour la même heure ; mais ce que nous avons envoyé suffit
pour juger de la singularité du cas.

(Certes, on s'étonnera toujours de cette précipitation : les
motifs qu'on allegue comme l'ayant autorisée, ne sont point
suffisans.)

» A l'arrivée de l'enfant à Verneuil, nous avons reconnu
une dureté considérable au côté gauche ; il nous étoit impos-
sible, ainsi qu'aux chirurgiens et médecins de Rouen, de
juger de sa nature. Le malade étoit d'une maigreur extrême ;
il avoit un flux continuel de ventre. A ce dévoiement s'est
joint, quelque temps après, une toux opiniâtre et presque
continuelle, avec des crachats infects et purulens. Aussi nous
avons trouvé aux poumons, blanchâtres, non un foyer de
pus, mais du pus répandu dans la masse de ce viscere. Le
foie, volumineux, étoit sain et fort repoussé sous l'hypocondre droit. Tous les viscères nous ont paru sains. Le dévoiement est devenu si violent à la fin de la maladie, que le
corps ne présentoit plus qu'un squelette, et qu'en disséquant
les tégumens, à peine trouvoit-on quelques traces de mus-
cles : il y avoit des intervalles où on n'en trouvoit pas le
moindre vestige.

» Fait à Verneuil, les jour et an que dessus, par messieurs
Guérin, médecin, et *Bertin-Desmardelles*, chirurgien.

Signé, GUÉRIN, docteur-médecin ;
Et BERTIN-DESMARDELLES, chirurgien. »

P. S. « Quant à la constitution du jeune homme dont est
question, je n'ai pas vu l'individu, ou je l'ai vu trop rarement, ou avec trop peu d'attention, pour juger de son tem-
pérament ; mais d'après les informations que j'ai faites, il en
résulte que dans l'enfance il a eu le ventre gros : on le laçoit
jusqu'au pubis. Il étoit fluet, avec un visage un peu jaunâtre

ou plombé. En grandissant, il est devenu d'une vivacité et d'une agilité peu communes. Je me rappelle qu'il y a deux ou trois ans, j'entendois parler de lui comme d'un enfant des plus vifs et des plus actifs, montant sur les chevaux et galopant à poil. Une fois, il s'est cassé un bras, qui a été bien réduit, de sorte qu'il s'en servoit parfaitement et n'en ressentoit aucune incommodité. Il a été mis dans une pension, à Rouen, où on m'a dit qu'il avoit été dix-huit mois. Il y est tombé malade pendant cinq mois, m'a-t-on dit : ramené alors, toujours malade, chez ses père et mère, à Verneuil, après deux mois ou env'ron, il a terminé sa courte carrière. Il avoit l'esprit vif et pénétrant, et le raisonnement au-dessus de son âge.

Signé, GUÉRIN, docteur-médecin. »

Notice descriptive par M. Blanche, docteur en chirurgie, à Rouen, du fœtus trouvé dans le corps de Bissieu, âgé de quatorze ans, mort à la suite d'une fièvre lente ; précédée de l'exposé des accidens qu'a éprouvés ce jeune homme pendant le cours de sa vie.

« Bissieu naquit d'une foible constitution : son premier développement fut difficile. A peine put-il balbutier, qu'il se plaignit d'une gêne dans le côté gauche ; peu à peu cette partie augmenta de volume ; les dernieres fausses côtes s'élevèrent, et présentèrent à l'œil une espece de difformité ; il éprouvoit constamment une foiblesse dans cette partie. Parvenu à l'âge où on décore les enfans de l'habit qui distingue leur sexe, les culottes l'embarrassoient ; enfin, à l'époque où il commença son instruction, on ménagea sa mémoire, crainte d'altérer sa santé. La nature l'avoit doué de dispositions très-heureuses ; sa famille en profita, et l'envoya à Rouen, pour y alimenter son goût pour l'étude.

» C'est alors que j'eus occasion de le voir chez un de mes

amis Dès ce temps, il se plaignoit d'un mouvement douloureux dans l'hypocondre gauche, dont il faisoit dépendre la
cause de l'existence de vers dans cette région. On le mit en
pension, et ce fut quelque temps après (le 5 nivôse dernier)
qu'il fut attaqué d'une douleur poignante dans le côté, accompagnée de fièvre et d'oppression. On appela le docteur de la
maison, qui le soigna et le médicamenta. .'y fus appelé le
septieme jour de sa maladie ; je le trouvai en fievre, et une
tumeur considérable occupoit l'hypocondre gauche. Nous
nous concertâmes, mon collegue et moi, sur le traitement à
lui administrer, basé sur la croyance que nous avions qu'il
existoit une maladie organique. Ce traitement dura plusieurs
mois. D'autres médecins eurent occasion de le voir, et tous
furent d'accord qu'il succomberoit. Ce jeune homme étoit
tombé dans un état de marasme absolu ; on résolut de le renvoyer dans sa famille. Le mal fit des progrès ; la toux, les
crachats purulens, le dévoiement, le réduisirent dans un état
tout-à-fait désespéré.

» Quelques semaines après être rentré chez lui, il rendit
dans une selle un flocon de cheveux ; le mal empira, et il suc-
comba le 23 prairial. Ouverture en fut faite ; on trouva une
tumeur très-volumineuse dans l'hypocondre gauche, et contenue dans le colon (1). On l'ouvrit, et on trouva la tumeur
enveloppée d'une matière purulente et jaunâtre, contenant
une masse de cheveux, et un fœtus presque osseux et d'une
forme très-irréguliere ; ce qui détermina les médecins, afin
d'examiner les choses plus attentivement, à enlever l'estomac,
la rate, et une partie de la portion droite et transverse du
colon. On procéda à l'examen des cheveux ; on examina ensuite le fœtus.

(Ici se trouve la description du fœtus, que nous suppri-
mons pour ne point faire de double emploi.)

(1) On a vu, par le procès-verbal d'ouverture du corps, que ce
fait étoit inexact.

» L'ensemble de ce fœtus présente, au toucher, une résistance véritablement osseuse ; ce qui indique assez qu'il est ancien, et sans doute aussi vieux que le sujet dans l'hypocondre duquel il a été trouvé. Si on ne peut citer des faits qui viennent à l'appui de cette opinion, on en connoît au moins qui en approchent beaucoup. En effet, n'a-t-on pas vu, et fréquemment observé des enfans venus au monde avec deux têtes, quatre bras, etc. ; ce qui milite bien en faveur de la double conception?

» Pourquoi celui qui fait l'objet de nos recherches ne seroit-il pas dans le même cas : Deux germes sont lancés à la fois, et se trouvent confondus ; l'un contenant un principe de développement plus actif, prend la supériorité sur l'autre, l'enveloppe, l'affoiblit, sans le détruire entièrement. Ce raisonnement ne paroît peut-être pas concluant pour tout le monde ; mais dans le champ des hypothèses, il faut, autant qu'il est possible, moissonner la meilleure graine. »

NOTA. Le dessin de ce phénomène a été très-bien fait, d'après nature, par M. Houel, peintre de Rouen ; je l'ai vu, à Paris, entre ses mains.

TITRE II.

PRINCIPES.

1°. Tous les hommes qui pensent, et les médecins les plus éclairés de tous les siecles, reconnoissent que le concours des deux sexes est indispensable pour la reproduction.

2°. La nature, en donnant à l'homme la faculté de procréer, lui a dénié celle de porter et nourrir en son sein le produit de la conception ; à la femme seule ont été accordés le pouvoir et les moyens de continuer et perfectionner le travail ébauché par elle et par l'homme.

3°. Le même individu ne peut avoir les parties de l'un et l'autre sexe réunies. Il n'est point de vrais hermaphrodites ; c'est-à-dire, qu'il n'est point d'être, dans l'espèce humaine, qui puisse procréer comme homme et comme femme : *tanquam mas generare in alio, et tanquam fœmina generare in seipso.*

4°. Des parties internes destinées à la génération, chez la femme, la matrice est la plus considérable, mais non la plus essentielle. C'est bien ordinairement dans ce viscère que le fœtus s'attache par le placenta, et par lui se nourrit et s'accroît ; mais des faits incontestables prouvent qu'il peut se nourrir et s'accroître dans d'autres parties. On a trouvé, chez des femmes, des fœtus parvenus à leur maturité dans les ovaires, dans les trompes, dans la cavité abdominale. Le fœtus peut être comparé à une plante dont le placenta forme les racines. Sans doute, la matrice est le terrain qui lui convient le mieux, mais il s'acclimate en d'autres lieux.

Les trompes de Fallope, simples conduits, ne sont pas plus que la matrice absolument essentiels à la génération.

Les ovaires, corps blancs, du volume et de la forme d'un œuf de pigeon, situés hors la matrice et sur ses parties latérales, contenant des vésicules remplies d'une liqueur qui ressemble à la lymphe, sont l'atelier où s'élabore, suivant les séministes, la semence de la femme ; (1) suivant les ovistes (2), le lieu où sont déposés

(1) Les anciens regardoient les ovaires comme des testicules, et je pense qu'ils avoient raison, et qu'à force de raisonner nous nous sommes écartés de la vérité.

(2) *On a dit* OVARISTE ; OVISTE *me paroît plus conforme à la racine de l'étymologie,* OVUM : *d'ailleurs, si l'on dit ovariste, ne faudroit-il pas dire* SEMINARISTE ?

les germes qui doivent être successivement fécondés.
De quelque côté que soit la vérité, on peut assurer
que les ovaires sont une partie sans laquelle il ne peut
aucunement exister de reproduction.

5°. Ce n'est pas ici le lieu d'entrer dans l'exposition
et la discussion des différens systèmes de la génération.
D'ailleurs, à quoi nous serviroit de savoir que Pytha-
gore et Platon la faisoient consister *dans l'unité har-
monique du nombre trois; celui qui engendre, celui
dans lequel on engendre, celui qui est engendré;* qu'A-
ristote accordoit la puissance procréatrice au mâle seul,
qui, par sa liqueur séminale, agit, disoit-il, sur le
sang menstruel de la mere, auquel il donne la forme
humaine, comme le sculpteur donne au marbre une
forme quelconque; que Descartes la faisoit résulter des
lois du mouvement et de la fermentation, Buffon de
molécules organiques vivantes; que Harvey, compa-
rant la matrice fécondée au cerveau, ait donné de la
conception cette étrange explication : *l'une conçoit le
fœtus, comme l'autre les idées qui s'y forment;* que
Leuwenhoek ait cru voir des milliers d'animaux, qu'il
a appelés spermatiques, dans une goutte de la liqueur
séminale du mâle; que Needham et Spallanzani aient
prétendu avoir vu ces mêmes animalcules; que ce dernier, poussant plus loin ses idées à cet égard, ait avancé
que l'homme pouvoit à son gré procréer, et sans le
secours de la femme, en déposant ces animalcules dans
des lieux convenablement préparés et chauffés.

On auroit fait, en développant son système, éclore
des hommes dans des fours et par milliers, comme on
fait en Egypte des poulets.

A quoi nous serviroit de savoir que Fabrice d'Aqua-
pendente, Graaff, Malpighi aient vu partout des œufs,

d'où cet axiôme *ex ovo omnia*; que quelques partisans
de ce système aient prétendu que les œufs de toutes
les générations déjà passées et des générations à venir
étoient contenus dans l'œuf de la premiere femme, et
que, par un principe particulier qu'ils appellent d'*évo-
lution*, chacun de ses œufs se développoit à son tour;
que quelques-uns des partisans des animaux spérma-
tiques aient supposé ce même emboîtement dans les animalcules du premier homme. Il est étonnant, pour le
dire en passant, que l'absurdité de ce calcul n'ait pas
révolté des personnes sensées.

Après avoir épuisé une discussion médicale, nous
voyons tous les jours qu'il faut retourner à Hippocrate, ce guide fidèle et presque toujours sûr. Je crois
donc que nous ne pouvons mieux faire que d'y recourir encore, et de poser ici en principe avec lui:
que la génération est le produit des liqueurs séminales
du mâle et de la femelle, et que ces liqueurs séminales sont le résultat de toutes les parties, de toutes
les humeurs du corps. (1)

Les mulets prouvent (on n'y a pas assez ré-
fléchi) que non - seulement ce mélange existe tel
qu'Hippocrate le suppose, mais qu'il existe par égale

(1) Et in ipsâ geniturâ egreditur et fœmineum et masculinum, ab
omni corpore, et a debilibus debilis, et à fortibus fortis, et necesse
est sic in partum distribui, et ex quâcumque corporis viri parte plus
prodierit in genituram, quam mulieris, partus ille magis similis erit
patri. Undecumque vero à corpore mulieris plus venerit, magis assi-
milabitur matri. Est autem impossibile, partum per omnia matri similem esse et patri nihil, aut vice versa, neque alteri quicquam similem esse; sed utrisque necesse est in aliquo similem esse, siquidem
ab utrisque corporibus semen in partum procedit.

Hipp. de geniturâ.

moitié, au moins dans la matière, si ce n'est pas toujours dans la forme.

Des auteurs ont prétendu que la femme entroit
pour une bien plus grande part dans la génération que
l'homme. Les mulâtres, les métis, les quarterons
établissent le contraire ; car ils tiennent par moitié
du pere et de la mere.

Prenez de l'or et de l'argent par égale portion : met-
tez-les en fonte ; il en résultera un métal mi-or,
mi-argent. Voilà l'emblème du mêlange des deux
semences.

6°. Je dis qu'il n'est point de germe préexistant à
la fécondation, en ce sens que le germe contient les
rudimens du fœtus, en ce sens que l'homme existe en
petit dans le germe.

En effet, ce germe, cet être en petit, qui ne ressemble nullement à son pere avant la fécondation, doit
prendre aussitôt après, la moitié de sa ressemblance.
Ainsi, par exemple, le germe non-fécondé d'une
jument, (cheval ou jument en petit) après la copulation de cette jument avec un âne, voit s'anéantir
subitement la moitié de ses organes, et les voit rem-
placés, ce qui est bien différent que modifiés, par des
organes nouveaux. (1)

Je l'avoue, je ne puis concevoir cet anéantissement
des premieres parties, cette substitution de parties

(1) Le petit cheval, dit Maupertuis, dans sa *Vénus physique*, déjà
tout formé dans l'œuf de la jument, prendroit-il les oreilles de l'âne,
parce que cet âne auroit mis les parties de l'œuf en mouvement?

nouvelles, qui me paroît même répugner à la raison.

Si la préexistence des germes existoit, elle existe-roit ou dans la liqueur spermatique des mâles, ou dans les œufs de la femelle. Dans le premier cas, les enfans ressembleroient tous à leur pere, avec quelques modifications apportées par la mere; dans le second, ils ressembleroient à leur mere, avec des modifications apportées par leur pere.

7°. Ce système du mélange des deux semences, des-tructif des germes préexistans, ne détruit point le système des œufs; et nous allons même établir leur corrélation.

Les oiseaux ont des œufs préexistans à l'acte de la génération.

Les ovaires chez la femme renferment des espèces d'œufs.

Chez les oiseaux, les œufs contiennent une liqueur blanche et une liqueur jaune.

Les ovaires chez la femme contiennent une liqueur lymphatique et blanche, que peut-être trouveroit-on absolument de même nature que la liqueur blanche contenue dans l'œuf, en les soumettant l'une et l'autre à l'analyse chimique. On peut offrir cette recherche aux laborieux chimistes de nos jours, et au premier de tous qui s'est tant occupé de l'analyse des matieres animales. Il se trouve aussi dans les ovaires et après la fécondation une liqueur jaune : il seroit encore à de-sirer que l'on établît son analogie avec la liqueur jaune de l'œuf.

Il ne paroît rien de plus dans l'œuf non-fécondé : ouvrez l'œuf d'une poule dont le coq n'a pas approché, vous n'y apercevrez point ce *ponctum saliens* existant dans les œufs fécondés. (1)

Il ne paroît rien de plus dans l'ovaire non-fécondé des femmes.

Je pense pourtant qu'au milieu de l'œuf non-fécondé, comme au milieu de la liqueur lymphatique de l'ovaire, se trouve une lymphe plus atténuée, plus parfaitement élaborée, mais dont on ne peut faire à l'œil la distinction, qui est la semence de la femelle ou de la femme ; et ce point que les ovistes appellent germe, et que j'appellerai aussi germe infécondé, n'est à mes yeux qu'une semence, et je n'y puis voir des rudimens de fœtus qui ne peuvent exister sans une copulation antécédente. Une expérience d'Harvey semble confirmer mon opinion. Ayant ouvert une biche un mois ou environ après le rut, il trouva dans sa matrice « une poche dont les dehors étoient enduits d'une » matiere fétide ; le dedans, lisse et poli, contenoit » une liqueur semblable au blanc d'œuf, dans laquelle » nageoit une autre enveloppe sphérique remplie d'une » liqueur plus claire et cristalline, au milieu de laquelle » on voyoit un point vivant, *ponctum saliens.* » (2)

Après la copulation la semence du mâle étant mélangée avec cette liqueur cristalline, semence de la femelle, il en résulte un germe fécondé ; alors véritable germe, alors véritable rudiment du fœtus.

Un œuf fécondé contient les rudimens de l'oiseau, avant même que la mère ait commencé à le couver.

---

(1) « Il y a des œufs fécondés et d'autres qui ne le sont pas ; les pre— » miers sont ceux qui contiennent un sperme que le mâle injecte dans » le coït ; les autres ne sont point imprégnés de ce sperme ou germe. »
(*Encyclop. art.* œuf.)

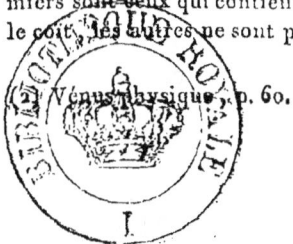

(2) *Vénus physique*, p. 60.

2

Ce que l'on appelle œuf chez la femme, c'est-à-dire, celte vésicule lymphatique des ovaires, contient de même les rudimens du fœtus après la fécondation et avant d'ètre tombé dans la matrice, où il est soumis à une espece d'incubation.

Dans les œufs les liqueurs lymphatique et jaune sont destinées à la nourriture du fœtus.

Il est probable que ces liqueurs, chez la femme, ont le même usage, mais borné aux premiers momens de la conception. La vésicule de la femme fécondée tombe des ovaires et par la trompe, dans la matrice : le germe est errant dans ce dernier organe pendant quelque temps, et avant de s'attacher à ses parois. Sans doute il se nourrit alors de la liqueur lymphatique qui l'entoure.

C'est par ces rapprochemens que je maintiens l'analogie que tous les savans s'accordent à trouver entre les animaux ovipares et les vivipares ; mais n'est-ce pas là où elle doit s'arrêter ?

Au surplus, cette matiere mérite un examen plus approfondi et moins partial qu'on ne l'a fait jusqu'ici ; et il ne faut pas compter sur la millieme partie des faits et des observations, tant que les auteurs ne mettront pas la plus grande sévérité dans l'exigeance des preuves, et une plus stricte analyse dans les conséquences qu'ils en tirent.

Je lis dans l'*Encyclopédie*, (*article* œuf) ce qui suit :

« M. Olivier, médecin de Brest, assure qu'en 1684 une femme, qui étoit grosse de sept mois, accoucha dans son lit d'un grand plat d'œufs, liés ensemble comme une grappe de raisin, de différentes grosseurs, depuis celle d'une lentille jusqu'à celle d'un œuf de pigeon. Wormius rapporte avoir vu lui-même une femme qui étoit accouchée d'un œuf ; et

Bartholin confirme la même chose, (*Cent. prem. Hist.* 18 , *p.* 22.) Le même auteur dit qu'il avoit connu, à Copen‑ hague, une femme qui, au bout de douze semaines de gros‑ sesse, avoit jeté un œuf enveloppé d'une coque molasse. Lauzanus, (ann. IX, observ. XXXVIII, p. 731 *des Mé‑ moires des Curieux de la Nature*,) rapporte la même chose d'une autre femme grosse de sept semaines : l'œuf qu'elle rendit n'étoit ni aussi gros qu'un œuf de poule, ni aussi petit qu'un œuf de pigeon ; il étoit couvert de membranes au lieu de coque. La membrane extérieure, appelée chorion, étoit épaisse et sanguinolente ; l'intérieure, nommée amnios, étoit déliée et transparente ; et elle renfermoit une humeur blanchâtre, dans laquelle nageoit l'embryon, attaché par les vaisseaux ombilicaux, lesquels ressembloient à des fils de soie. »

De bonne foi, que prouvent ces ridicules observations ? et je n'en excepte pas une. Dans la première on a pris sans doute pour une grappe d'œufs, un chapelet d'hydatides ; il est probable que cette femme prétendue enceinte, avoit une hydropisie de la matrice. Si cette supposition n'est point réelle, elle est du moins admis‑ sible, et rien ne prouve que ces petites tumeurs soient des œufs. Il ne suffit pas à un corps d'être rond et de contenir une liqueur lymphatique, pour être un œuf.

Il est non moins étonnant de voir citer les autres faits, comme établissant le système des œufs ; et que des anatomistes aient pris pour un œuf, un fœtus en‑ veloppé de ses membranes, par cela seul que ces mem‑ branes affectoient la forme d'un œuf.

A toutes les époques de la grossesse, lorsque l'enfant est dans sa situation accoutumée, le fœtus, enveloppé de ses membranes, a la forme ovoïde, et quelquefois ces membranes ont une épaisseur qui a pu les faire prendre pour une coque molasse.

J'ai chez moi, dans de l'alkool, et sans doute bien d'autres ont de pareilles pieces, un embryon d'un mois ou environ, enveloppé de ses membranes, et qui avoit, lors de l'avortement de la mere, la forme et la grosseur d'un œuf de poule ; (1) et si je voulois en donner la description, je me servirois des mêmes expressions que Lauzanus emploie dans la peinture qu'il fait d'un prétendu œuf.

Mais l'état de la question n'est pas de savoir si des femmes peuvent rendre, ou ont rendu des corps ovoïdes, ce dont personne, ce me semble, ne doute ; mais bien si ces corps ovoïdes sont véritablement des œufs. Les auteurs précités ont fait une pétition de principes : cela est, donc cela est, ont-ils dit ; mais c'est ce qu'il faut prouver.

Ces observations peuvent tout au plus devenir le sujet d'une comparaison entre l'œuf renfermant l'oiseau, et les membranes renfermant le fœtus humain : mais nos auteurs ne comparent point, ils affirment positivement que des femmes ont pondu ; et voilà le ridicule. L'assurance avec laquelle M. Olivier, entr'autres, affirme qu'une femme est accouchée d'*un plat d'œufs*, fait rire. Il ne reste plus qu'un pas à faire, c'est de mettre couver ces prétendus œufs, quand on en rencontrera.

Il est une chose qui différencie grandement les œufs

(1) Mauriceau nous présente un fait absolument pareil 'dans sa quatre centième observation ; et dans sa trois cent soixante-dix-septième, en parlant d'une femme qui rendit par la matrice une grande quantité de vésicules, il se moque de ceux qui prétendoient y trouver un amas d'œufs.

des oiseaux , et le fœtus contenu dans ses membranes et pris pour un œuf : c'est que l'animal enfermé dans l'œuf, n'a besoin , pour se nourrir, d'aucune communication extérieure ; tandis que le fœtus périroit, s'il n'entretenoit, par un point de ses membranes, une communication intime avec sa mere.

Au même article de l'*Encyclopédie* , on rapporte que des hommes ont aussi rejeté des œufs par le fondement. Mais comment s'est-on assuré que c'étoit de véritables œufs ? sans doute ils n'avoient pas de coque. N'est-il pas cent fois , mille fois plus raisonnable de croire que c'étoit encore des hydatides.

Que le bon La Fontaine s'empare de ce sujet ; que dans ses fables charmantes, il nous montre un homme accouchant d'un œuf, et sa femme divulguant ce secret , et cette prétendue fécondité se porter à cent œufs avant la fin de la journée ; son but est moral : mais des médecins ne devroient pas proclamer de pareilles inepties.

Les encyclopédistes ont reconnu eux-mêmes la futilité de ces observations, puisqu'ils disent : (*art.* fœtus.)

« Tous les prétendus œufs ronds ou ovales des qua-» drupedes, sont plus que suspects. »

Et plus loin : « un grand nombre d'auteurs ont cru » voir un , deux ou trois jours après la conception, » des œufs visibles et bien déterminés ; ils n'ont vu ap-» paremment que des bulles et des hydatides. »

TITRE III.

APPLICATION DES PRINCIPES AU PHÉNOMÈNE.

Il est plusieurs manieres d'expliquer le phénomene qui nous occupe ; nous allons les passer toutes en revue , et nous arrêter à la seule qui nous paroisse probable.

1°. Le jeune homme qui fait le sujet de cette Dissertation , étoit-il intérieurement femme , et dans ce cas, comment a-t-il pu être fécondé?

Pour répondre à ces questions , nous allons citer quelques faits.

Je tiens de Plesman , accoucheur de Paris , enlevé malheureusement à la science, il y a quelques années, qu'une femme imperforée fut mariée , devint enceinte, sentit les douleurs de l'enfantement ; qu'une sage-femme la toucha; qu'étonnée de ne point trouver d'orifice , elle fit demander un accoucheur : ce fut Plesman, qui dit qu'à son arrivée il trouva une dilatation considérable de l'anus ; qu'il se présenta une tête d'enfant , qui bientôt eût franchi tout obstacle , et fut suivi d'un corps bien conformé.

Les parties de la génération existoient en leur entier ; l'ouverture du vagin donnoit dans le rectum : on conçoit comment cette femme fut fécondée, quoique ne portant aucune trace extérieure du sexe féminin.

Les faits suivans présentent plus de conformité avec celui de Verneuil.

Je connoissois depuis long-temps le premier que je vais transcrire ici , ainsi que le second, d'après le *Journal de Paris*, du 23 messidor de cette année.

« A Nicklsbourg , ville d'Allemagne dans la Moravie

sur les frontieres d'Autriche, dans les premiers jours d'août 1773, un soldat, âgé de vingt-deux ans, fut atteint de nausées, de lassitude et de dégoût, enfin de tous les symptômes qu'on remarque dans les premiers mois de la grossesse. A ces accidens succéda bientôt l'euflure du ventre. On traita ce jeune homme comme hydropique. Les remedes furent inefficaces, et le ventre grossissoit de plus en plus; mais comme le soldat étoit peu incommodé, et manquoit rarement son service, on abandonna le traitement. Vers le 3 février suivant, (six mois après) il ressentit de vives douleurs dans la région lombaire; ces douleurs s'accrurent, malgré l'usage répété des potions sédatives. Pour le soulager on tenta la *ponction*; et l'on vit avec étonnement que les eaux ne s'évacuoient pas. La saignée et les autres moyens furent infructueux; les douleurs devinrent très-aiguës; les convulsions survinrent, et le patient expira après quatre-vingt-dix-sept heures de souffrances cruelles.

» Le cadavre ayant été ouvert, on aperçut dans la cavité abdominale un kiste ou sac; on l'ouvrit, et on y trouva un fœtus mâle bien conformé avec son placenta, les membranes et les eaux. Ce kiste étoit un *uterus* auquel rien ne manquoit; son orifice regardoit le rectum, avec lequel il communiquoit par un petit conduit formant appendice : à peine pouvoit-on y introduire le tuyau d'une plume à écrire. La position des ligamens de cet *uterus* étoit dans l'état naturel. Les vaisseaux spermatiques aboutissoient en partie aux ovaires, et une autre partie se dirigeoit sur les *organes enveloppés par le scrotum*. Ce lacis étoit double; la forme du bassin du soldat étoit telle qu'elle doit être dans l'homme. Les mamelles n'étoient point grosses; mais elles contenoient du lait, et leur aréole étoit large et noire. »

On trouve, dans l'*Histoire de l'Académie royale des Sciences de Paris*, année 1720, une observation de M. Petit, sur le cadavre d'un soldat, chez lequel les parties qui manquoient dans le *scrotum*, furent trouvées dans l'abdomen avec un *uterus* et des trompes, lequel uterus étoit placé derriere la vessie, au col de laquelle il adhéroit, etc.

Ces deux observations nous montrent évidemment, dans ces prétendus hommes, des femmes semblables à la premiere, ayant intérieurement toutes les parties de la génération de leur sexe : et ces observations, présentées comme analogues avec celle de Verneuil, s'en distinguent entièrement, puisque l'ouverture du corps du jeune Bissieu, l'examen qui en a été fait après l'exhumation, ont prouvé qu'il n'y avoit chez lui aucune trace d'organes féminins ; et puisque sans ces organes il ne peut y avoir de fécondation. (*Voy. princip.* 2, *tit.* II.) Donc le jeune Bissieu n'a pu être fécondé comme femme.

Cependant, par suite des principes que nous avons établis, (*princip.* 4, *tit.* II.) les ovaires étant la seule partie de la génération, d'une absolue nécessité, un jour il pourroit se présenter une femme manquant de matrice, (1) dont les parties extérieures affecteroient les formes masculines, qui posséderoit intérieurement des ovaires, avec un débouché dans le canal intestinal, et qui se trouveroit fécondée, sans pouvoir mettre au jour le produit d'une conception illicite ; mais ce n'est

(1) Ce qui ne seroit pas plus étonnant qu'un homme manquant de quelques membres; car la matrice n'est pas nécessaire à la vie.

« Ambroise Paré raconte avoir détaché une matrice qui pendoit dehors le vagin. Cette opération rétablit la santé de la malade ; mais étant morte quelque temps après, on l'ouvrit, et on ne trouva point effectivement de matrice. On peut voir des observations semblables dans Béranger, Mercurialis, Duret et plusieurs autres, qui tous assurent avoir extirpé la matrice sans suites fâcheuses. »

(*Encyclop. art.* matrice.)

point ici le cas, puisque, nous le répétons, Bissieu n'avoit aucun des organes féminins.

2°. Le jeune Bissieu a-t-il conçu, comme homme; et l'extraordinaire production qu'il portoit dans son corps, a-t-elle pu s'y former depuis sa naissance ?

Les hommes ne viennent point, comme les plantes, de bouture; ou de leurs parties, il ne se forme point un nouveau tout, comme dans les polypes et les vers: et si un fœtus eût été produit depuis la naissance de Bissieu, et dans son corps, c'est qu'il y eût été conçu.

Mais l'homme ne peut seul procréer, il ne peut procréer par l'homme; (*princip.* 2 *et* 5) et comment supposer d'ailleurs que la femme n'est que passive dans l'acte de la génération?

Toute idée qui, dans cette production extraordinaire, blesseroit les mœurs, blesseroit également la raison.

Non, le jeune Bissieu n'a pu concevoir en lui comme homme.

5°. Ce fœtus est-il la suite de la préexistence des germes les uns dans les autres, et de la fécondation spontanée de l'un d'eux ?

J'ai dit ce que je pensois de cette préexistence des germes; (*princip.* 6.) mais comme on peut d'autant plus nier mon principe, qu'il n'est fondé que sur des hypothèses, je suppose, pour un moment, cette préexistence: n'est – il pas évident que le germe a besoin, pour se développer, du concours de l'autre sexe? et il n'a point existé ici.

Par conséquent cette production n'est point due à la préexistence des germes, et à la fécondation spontanée de l'un d'eux.

4°. Le germe producteur de Bissieu, alors qu'il s'est détaché de l'ovaire de sa mère, contenoit - il en lui un autre germe, ainsi que l'œuf en contient quelquefois un autre ? ou, en se détachant, a-t-il pu en entraîner ou absorber un : et ces germes non fécondés (1) sont-ils devenus depuis productifs ?

Cette supposition est dans la nature des choses, jusque-là que le germe fécondé a pu contenir ou entraîner un germe inerte ; mais alors que seroit-il arrivé ? ce qui arrive à la fleur ou à la plante femelle, qui n'est point fécondée par le pollen de la plante ou de la fleur mâle ; ce qui arrive aux œufs nombreux que laisse échapper dans sa course l'habitant des eaux, et qui ne sont pas fécondés par le mâle. Le germe absorbé ou entraîné, et qui n'eût point été fécondé, ne tenant plus à rien, se fût bientôt desséché, et eût perdu sa vie en peu de temps.

La nature a distribué les germes avec une étonnante profusion, mais elle est avare de production.

Si tous les fruits qui tombent de l'arbre germoient ou devenoient arbres à leur tour, la terre pourroit à peine suffire à une seule espece.

Si tous les œufs des poissons en produisoient d'autres, la vaste mer ne pourroit nourrir tous ses habitans. (2)

(1) Si l'on se reporte à la page 17, on verra que je n'entends ici par germe qu'un *semen* propre à être fécondé par le mélange d'une autre semence.

(2) L'auteur du *Spectacle de la Nature* dit que trois curieux ayant compté combien il entroit d'œufs d'une merlus (poisson de mer) dans le poids d'un gros, pesèrent ensuite la masse entière, et qu'ils trouvèrent qu'elle contenoit 9,354,000 œufs.

Quelle richesse, quelle prodigalité ! mais quelle perte, quelle destruction !

Si tous les germes humains devenoient productifs,
l'univers, depuis long-temps, ne pourroit plus contenir le genre humain.

Mille causes peuvent détruire le germe fécondé ; et
il se pourroit que celui qui ne l'est pas, végétât dans
un milieu qui n'est pas le sien. Tout autre organe que
l'ovaire est, pour l'œuf non fécondé, une terre étran-
gere où il doit cesser toute existence.

Mais je veux que ce germe, contre toute vraisem-
blance, se soit conservé intact des années entieres; on
ne peut concevoir son développement sans le concours
de l'autre sexe.

La production dont il s'agit ne doit donc point
sa naissance à un germe non-fécondé, absorbé
ou entraîné par un autre, et devenu depuis produc-
tif; ainsi que l'ont expliqué, pour un cas analogue à
celui de Verneuil, quelques savans, qui ont voulu
qu'un germe infécond se soit conservé dans le corps
d'un homme, et ait été, après quarante et quelques
années de repos, *fecondé par la chaleur de sa liqueur
prolifique.*

D'après cela, une vierge pourroit concevoir, pourvu
qu'elle fût exposée à l'absorption et à la chaleur de la
liqueur prolifique du mâle. Voilà une latitude bien
grande donnée à la génération ; et voilà le procès *de
Lucinâ sine concubitu* décidé affirmativement.

5°. Il suit de ce qui précede, que Bissieu n'a pu
donner naissance au fœtus contenu dans son ventre,
ni comme femme, ni comme homme; que cette
production est par conséquent antérieure à sa naissance; qu'elle n'est point la suite de la préexistence des
germes, ni de la fécondation spontanée d'un germe infécond, absorbé par un autre lors de la conception.

Cette production est, il n'en faut point douter, le résultat d'une double fécondation , comme l'a dit M. Blanche ; et le jeune Bissieu portoit dans son corps le fœtus d'un frere ou d'une sœur.

M. Beugnot, préfet de la Seine Inférieure, explique à peu près de la même maniere ce phénomene en ces mots :

« Tout ce que ce fait présente d'extraordinaire , se réduit à deux germes soudés ensemble , dont l'un s'est emparé du plus foible et s'est développé, tandis que l'autre a végété. »

Mais cette ingénieuse explication laisse dans le doute si le plus foible des germes étoit ou n'étoit pas fécondé lorsqu'il fut absorbé.

Pour moi, voici comme j'explique la chose. Je dis que la mere a conçu dans le principe deux jumeaux ; que leurs deux germes fécondés sont tombés dans la matrice , et qu'avant de s'attacher aux parois de ce viscere , un des embryons est entré dans le corps de l'autre , (et si l'on ne peut concevoir que celui qui a été absorbé étoit naturellement plus petit, plus foible, on peut supposer qu'il y a eu superfétation,) s'y est logé, s'y est attaché, s'y est accru , et par son placenta a tiré de son frere la nourriture que la mere ne lui a plus fournie que très-indirectement. Nous avons dit que la matrice n'étoit pas le seul organe dont le placenta puisse extraire la nourriture propre à faire croître et développer le fœtus. (1) (*Princip.* 4, *tit.* II.)

(1) Parmi les exemples nombreux de fœtus accrus hors de la matrice , nous citerons celui dont parle Kelly, médecin anglais ; le placenta , très-volumineux, étoit attaché au péritoine , et le fœtus a vécu. (*Medical observations and inquiries by a society* , 1767. *in-*8. *Lond.*)

La plaie qui s'étoit formée au corps du fœtus absorbant, s'est refermée et guérie de manière à ne point laisser de trace. La soudure des enfans à deux têtes, à deux corps, n'en laisse apercevoir aucune.

Parvenu à la croissance du nouveau-né, ou près du terme, le fœtus absorbé n'a pu se produire au dehors, est mort, s'est décomposé; quelques-unes de ses parties ont été expulsées par les selles; d'autres tournées en pus ont pris la même route, ou ont passé dans le torrent de la circulation.

On peut aussi douter que ce fœtus ait eu long-temps ou jamais une vie animale et entière, qui n'est pas absolument nécessaire pour expliquer son accroissement.

Il seroit même plus difficile de concevoir comment un fœtus entier et vivant a pu être contenu dans un autre, à peu près de même grandeur, et n'occuper qu'une partie d'une de ses cavités. Supposons, au contraire, que ce fœtus n'a jamais été, si ce n'est peut-être à son origine, et pendant très-peu de temps, qu'une masse informe,

> . . . . . . Qu'un horrible mélange
> D'os et de chairs meurtris. . . . . .
> De lambeaux pleins de sang et de membres affreux;

alors les plus grandes difficultés s'applanissent. Des faits multipliés de monstres par défaut, venus au jour, manquant des parties les plus essentielles à la vie, de cœur, de poumons, de tête, etc., etc., démontrent cette force de végétation, non-seulement du corps entier, mais de chacun de ses organes en particulier. (1)

(1) Dans l'année 1740, Winslow a fait, à l'académie des sciences, un rapport sur un fœtus venu à terme sans tête, sans col, sans poumons, sans cœur, sans estomac, sans foie, sans rate et avec une partie seulement de ses intestins.

Ces organes ont vécu, s'il est permis de s'exprimer ainsi, tant qu'ils ont pû tirer de la nourriture du lieu où ils étoient attachés ; mais leur vie a cessé après leur sortie du corps de la mère, parce qu'il n'y avoit plus entr'eux une organisation capable de suffire à une vie indépendante. Les monstres ne vivent point, ou vivent peu.

Quoi qu'il en soit, la présence de ce corps étranger, et sa végétation, dans le corps de Bissieu, ont donné lieu aux accidens qu'il a éprouvés dans les premieres années de sa vie ; et sa décomposition spontanée doit être regardée comme la cause de tous les accidens subséquens, et qui l'ont conduit à la mort.

Cette absorption d'un fœtus par l'autre n'a rien qui répugne, toute étonnante qu'elle soit, puisque nous avons des exemples analogues. N'est-ce pas à une cause pareille que sont dus les enfans à deux têtes, à deux corps, etc. etc. ? La seule différence qu'il y ait, c'est que le fœtus dont nous expliquons la génération a été absorbé en son entier, tandis que dans les derniers exemples les embryons ne l'ont été que partiellement.

Il ne faut pas croire, au surplus, que la production des enfans monstrueux soit toujours la suite de la dissolution de quelques-unes de leurs parties, et de la simple cohésion ou réunion des parties restantes ; quelquefois ces parties sont mélangées, et s'insinuent les unes dans les autres. Il semble que dans le principe tous les organes, qui peu après ne doivent former qu'un tout, forment autant d'organes séparés ; ce qui contredit la préexistence des germes et leur simple

On voit, au cabinet anatomique de Versailles, le squelette d'un fœtus acéphale ou sans tête, qui, dit-on, a vécu quelque temps.

développement par la liqueur fécondante du mâle ; et ce qui prouveroit avec Hippocrate, et Maupertuis qui a agrandi le système du mélange des deux semences, que chaque partie, chaque organe a en quelque sorte son germe ; et que c'est de la réunion bien ou mal faite de ces différens germes que proviennent les enfans bien ou mal conformés.

C'est ce qui paroît résulter du fait suivant, qui n'est pas le seul de ce genre, et qui explique assez bien aussi comment le germe fécondé de notre fœtus a pu entrer dans le corps de Bissieu.

Gérard, maître en chirurgie, fit l'ouverture d'un enfant moustrueux à deux têtes, de l'extérieur duquel nous ne donnerons pas la description.

« Il trouva dans la poitrine deux cœurs unis, renfermés dans le même péricarde, ayant chacun leurs ventricules, oreillettes, aorte, etc. un poumon à deux lobes de chaque côté, deux colonnes vertébrales qui n'en faisoient plus qu'une, à la partie supérieure de l'os sacrum ; au bas-ventre deux foies unis, deux vésicules du fiel, deux estomacs, un seul rein de chaque côté, dont les uretères alloient se rendre dans une seule vessie. De chaque côté du ventre, on vit les intestins grèles et gros, propres à chaque petit corps, et ils finissoient dans le bassin, qui étoit unique, par un seul intestin rectum qui aboutissoit à un anus non perforé. » *Dict. des Merveilles de la Nature*, tom. 1. page 251, et *Mém. de l'Acad. des Sciences.*

6°. Il est des difficultés à notre sysètme que nous allons tâcher de résoudre ; mais on ne peut se dissimuler que la preuve la plus forte de sa vérité, c'est qu'il n'en peut être autrement.

Comment une pareille production a-t-elle pu rester quatorze ans dans le corps d'un homme ?

La réponse se tire de la vérité du fait. Que l'on se donne la peine de lire tous les procès - verbaux, et principalement la lettre de M. Blanche, et l'on se convaincra que ce fœtus a existé dans le corps de Bissieu dès sa naissance.

A peine le jeune Bissieu, put - il balbutier, qu'il se plaignit d'une gêne dans le côté gauche, etc., dit ce chirurgien.

Comment cette masse informe n'a-t-elle pas plutôt occasionné des accidens mortels ?

Nous avons dit combien il étoit peu rare de voir des fœtus demeurer un grand nombre d'années dans le corps de leur mere, sans altérer leur santé. (1) Il n'y a aucune raison pour que cela n'ait pu arriver ici, et de même que chez des femmes, avant que le fœtus soit devenu tout-à-fait osseux, il tombe souvent en dissolution, et se fait jour au dehors par plusieurs issues ; de même celui qui étoit contenu dans le bas-ventre de Bissieu, à l'époque sans doute, ou par suite de la fermentation excitée dans les humeurs, à l'approche de la puberté, s'est dissous en partie, et a causé la mort du sujet. Cela n'est pas plus difficile à concevoir que la terminaison d'une tumeur froide en abcès, après un grand nombre d'années de son premier état ; et c'est ce qui se voit quelquefois.

Mais je penserois plutôt que la maladie dont Bissieu a éprouvé les premières atteintes, le 5 nivôse dernier, a été la cause prochaine de cette dissolution. Effective-

(1) Quelques-unes même ont amené à bien d'autres enfans dans cet état. Dans les *Actes de la Société Royale Britannique*, tom. premier, édition de 1756, on trouve l'histoire d'une femme qui porta un fœtus dix-huit ans, accoucha d'un autre dans l'intervalle, et fut enfin délivrée des os du premier par un abcès.

ment

ment, il est facile d'y reconnoître une péripneu-
monie, ou affection analogue de la poitrine, terminée
par une phthisie; (1) maladies indépendantes de l'état
primitif du sujet, mais qui ont pu le changer, et déter-
miner, dans la tumeur qu'il portoit, une inflammation et
une suppuration.

Les alternatives de tranquillité et de douleur que le
jeune homme a éprouvées depuis sa naissance, les aug-
mentations et les diminutions successives de la tumeur,
sont dues à l'inégale végétation de cette extraordinaire
production, au repos ou à la fermentation des humeurs qu'elle contenoit; et les accidens ne pouvoient
cesser qu'après l'ossification du fœtus. Alors Bissieu
eût pu vivre, avec cet ennemi, de longues années. Il
auroit pu également recouvrer la santé par l'extrac-
tion ou la sortie spontanée et partielle de ce corps
étranger.

Mais pourquoi ce fœtus est-il si avancé dans son organisation, qu'il l'est même plus qu'un fœtus de neuf mois:
et ses longs cheveux, ses dents et ses ongles s'accordent-
ils avec ce que nous avons dit de sa courte existence ?

Les cheveux tirent leur nourriture, par un bulbe
implanté dans le tissu réticulaire; et rien n'empêche
qu'ils ne prennent de l'accroissement par la seule hu-
midité de la partie, comme un tronc d'arbre mort exposé à la pluie, pousse encore des branches. Nous avons
des exemples incontestables de la pousse des cheveux
après la mort de ceux qui les portoient. On m'a assuré,
je ne sais si le fait est vrai, qu'à l'ouverture du tombeau du grand Turenne, on lui avoit trouvé une barbe
d'une longueur extraordinaire.

(1) *Voyez* Notice de M. Blanche, second alinéa.

« *Le Journal des Savans et le Journal d'Angleterre* , (antérieurs à l'an 1766,) font mention d'une femme de Nuremberg , à qui les cheveux s'étoient fait une issue par les fentes du cercueil , quarante - trois ans après avoir été mise en terre : le corps parut entier , et conservoit encore la ressemblance humaine depuis la tête jusqu'aux pieds. Il étoit tout couvert d'une longue chevelure bouclée , et fort épaisse , à travers laquelle on distinguoit fort bien les yeux , le nez , la bouche , et les autres parties. Ce qu'il y a d'étonnant, c'est que ce corps étoit enterré sous deux autres qui étoient réduits en poudre. Mais , quelle fut la surprise du fossoyeur , lorsqu'ayant voulu toucher la partie la plus élevée de la tête , il vit tout d'un coup ce corps s'évanouir et se dissoudre entre ses doigts ! Il ne lui resta dans la main qu'une poignée de cheveux , et il ne trouva après cela ni crâne, ni os , ni rien autre chose, qu'une partie un peu solide, qu'il soupçonna appartenir au gros orteil du pied droit. Cette chevelure parut d'abord un peu rude ; elle le parut ensuite davantage ; elle étoit de couleur rouge un peu frisée , mais pourrie. »

Quant aux dents, elles existent toutes formées dans les alvéoles ; et la destruction de ces alvéoles peut les mettre à découvert, sans qu'elles en soient sorties par des efforts qui n'appartiennent qu'à des corps vivans.

On lit dans le Journal de Paris, du 26 messidor dernier , que « le fœtus trouvé dans le corps de Bissieu » avoit ses secondes dents ; ce qui suppose, qu'il » a vécu au moins sept ans dans le corps du jeune » homme. »

Certes, ce ne sont pas des hommes de l'art qui ont avancé ce paradoxe, ou ils connoissent bien peu la nature et ses lois.

Il est pour les corps plusieurs modes d'exister , plusieurs manières dont ils peuvent s'accroître.

Tantôt leur accroissement s'opère, comme dans les corps inorganisés, par l'apposition successive de parties nouvelles, tantôt par l'effet d'une vie végétale, tantôt par l'effet d'une vie animale; et alors que l'homme ou le fœtus a perdu cette derniere, il conserve encore les premieres, et peut s'agrandir par elles d'une maniere étonnante.

On rapporte qu'Ambroise Paré conservoit un cadavre très-ancien, dont les ongles avoient poussé à plusieurs reprises, et après avoir été coupés.

Il est à remarquer que presque tous les fœtus qui sont restés morts un grand nombre d'années dans le ventre de leur mere, avoient, lorsqu'on les en a retirés, des dents très-dures et très-compactes, et des cheveux très-longs; et il paroît cependant, par les exemples que nous en avons, qu'ils ont peu vécu au-delà du terme de la gestation.

Ces mêmes fœtus, par le laps du temps, s'ossifient entièrement; le placenta de celui de Verneuil étoit parsemé de plaques osseuses. Si la partie charnue prend cette consistance, comment la partie osseuse n'acquerroit-elle pas le dernier point de la compacité ? (1)

Nous avons plusieurs faits qui établissent, chez les fœtus morts, la réalité de cette vie végétale. Je ne citerai que le plus récent, qui a été rapporté par M. Morand, à l'académie des sciences, en 1748.

« Une femme étant morte à Joigny, à près de soixante-un ans, trente-trois ans après une grossesse qui avoit parcouru le temps ordinaire, et qui ne s'étoit point terminée, quoiqu'il

(1) Dans l'*Histoire de l'Académie des Sciences*, année 1732, il est parlé de l'épiploon d'une fille morte à soixante-treize ans, qui pesoit treize livres neuf onces. Cette masse graisseuse s'étoit durcie et ossifiée au point qu'il fallut une scie pour l'entamer.

y eût des signes qui annonçassent que l'accouchement alloit se
faire , on fit l'ouverture du cadavre : il se trouva dans le
ventre une masse ovale , grosse comme la tête d'un homme ,
attachée à diverses parties, et qui sembloit naître de la
trompe droite. Cette masse pesoit près de huit livres. Elle
contenoit un enfant mâle , qui s'y étoit parfaitement conservé , sans être environné d'aucune liqueur. La peau de cet
enfant étoit très-épaisse; il avoit des cheveux et deux dents
incisives prêtes à pousser à chaque mâchoire ; son enveloppe
étoit en partie osseuse, et en partie cartilagineuse, et elle avoit
presque partout deux lignes d'épaisseur , et quatre dans la
partie contiguë à l'arrière-faix , lequel étoit de la même
consistance. On voyoit sur la face externe de petites émi-
nences graveleuses, et l'interne étoit comme moulée sur les
parties de l'enfant, qui en étoient embrassées. Une ouverture
dans le milieu de l'arrière-faix sembloit désigner l'insertion
du cordon ombilical , qui étoit desséché à un travers de doigt
du nombril. D'ailleurs , toutes les parties de la mere étoient
en bon état. L'enveloppe , dans laquelle le fœtus étoit contenu , tenoit si fort à la plante du pied droit , par une portion
déjà ossifiée , qu'on n'avoit pu l'en détacher. » (1)

Le changement des fœtus en corps inorganique n'est
pas moins réel que leur vie végétale, et lui succede
ordinairement. En voici plusieurs exemples.

« On vit , en 1582 , dans la ville de Sens, la femme d'un

_____

(1) Des organes séparés ont aussi végété. M. Méry a trouvé, dans
l'ovaire d'une femme, un os de la mâchoire inférieure , et plusieurs
dents qui parurent avoir dix ans.

(*Hist. de l'Académie des Sciences* , tom. 2.)

J'ai lu , dans une collection académique, que, chez une femme, le
fœtus s'étant totalement dissous , le placenta n'avoit pas cessé de
croître, et qu'il avoit formé, dans la matrice , une végétation considérable et tout-à-fait singulière.

Les môles ne doivent sans doute, la plupart du temps , leur existence ; qu'à la végétation d'un arrière-faix , après la dissolution du
fœtus.

tailleur , nommée *Coulombe Charry* , âgée de trente-huit
ans, devenir grosse après quelque temps de stérilité et avoir
tous les signes de la grossesse pendant neuf mois. Après de
grands et laborieux travaux , qui causèrent une suppression
d'urine pendant quelques jours , elle vida seulement quantité
d'eau , et un gros grumeau de sang caillé : ses douleurs ensuite furent moindres , et son enfant cessa de remuer ; mais
elle demeura trois ans au lit , fort incommodée , et tant qu'elle
vécut, se plaignit toujours de la dureté et de l'enflure de son
ventre , des tranchées du mal d'enfant , et de l'incommodité
de ce fardeau , qui , n'ayant plus de mouvement, se renversoit
tantôt d'un côté , tantôt de l'autre , selon qu'elle se remuoit.
Enfin, étant morte, et l'ayant porté vingt-huit ans, on trouva
sa matrice tavelée de différentes couleurs , dure à peu près
comme une écaille , qui contenoit une boule plâtreuse , dans
le milieu de laquelle étoit enveloppé le fœtus , dont les membres
étoient bien formés ; mais il s'y étoit endurci , et comme pé-
trifié , de façon néanmoins que les os de la tête paroissoient lui-
sans comme de la corne , et les parties intérieures un peu
moins dures que les extérieures. (*Mézerai* , *Hist. de France*,
tom. 3, pag. 28 , *et Mém. de l'Acad. des Sciences.*)

« L'enfant de Linzell a été vu à l'Académie royale de
Chirurgie. M. le duc de Wirtemberg , qui le garde dans son
cabinet , avoit permis à son premier chirurgien de l'envoyer
à Paris. Cet enfant est resté quarante-six ans dans le corps de
sa mère, laquelle en a vécu quatre-vingt seize. Il étoit renfermé dans une espèce de boîte, grosse comme une boule
à jouer aux quilles , cartilagineuse dans l'endroit par
où elle tenoit à la matrice , et si dure d'ailleurs , qu'elle sou-
tint les coups de hache avec laquelle elle fut ouverte. » (1)

(1) La même chose est quelquefois arrivée à des organes de corps
vivans. M. Littre a fait voir à l'académie des sciences, en 1700 , une
rate entièrement pétrifiée ; elle pesoit une once et demie , et apparte-
noit à un homme mort d'une chute à soixante ans.

TITRE IV.

FAITS ANALOGUES A CELUI DE VERNEUIL.

EN parcourant les Mémoires de l'Académie des Sciences, les Collections académiques, les Dictionnaires encyclopédiques, on ne trouve pas un fait avéré, qui puisse confirmer celui de Verneuil. Il en est plusieurs cependant qui s'y rapportent ; mais ils ne sont point accompagnés de preuves suffisantes : la plupart ne sont fondés que sur des oui-dires.

Un malheur attaché à l'observation des faits, est que le temps leur ôte toujours de leur certitude ; celui du jeune Bissieu, tout authentique qu'il est, paroîtra apocryphe à nos neveux : ainsi, des faits rapportés par d'anciens auteurs sont argués de faux par les modernes. Le temps qui détruit tout, porte ses atteintes sur ce qui semble le plus devoir se soustraire à sa rapacité ; et nos révolutions et la célébrité de nos héros, seront peut-être, par nos descendans, mises au rang des choses fabuleuses.

> Mortalia facta peribunt :
> Multa renascentur, quæ jam cecidere ; cadentque,
> Quæ nunc sunt in honore. . . . . . .

L'imprimerie..... Mais l'imprimerie n'a-t-elle jamais servi les fauteurs du mensonge ?

Que les preuves des faits sont incertaines, alors qu'il faut s'en rapporter à des procès-verbaux qui peuvent être écrits après coup ; à des signatures de personnes qui n'existent plus, et que l'on peut contrefaire sans danger ! Que les preuves sont incertaines, alors qu'il n'y en a plus de matérielles, alors qu'il faut en croire des écrivains sujets à l'erreur et susceptibles de mau-

vaise foi! S'il est donc si peu de certitude des événe-
mens passés, on devroit au moins prendre tous les
moyens de l'établir, autant qu'il est possible à l'homme;
et malheureusement c'est ce qu'on fait rarement. Certes,
si les anciens, admirateurs moins stériles des écarts de
la nature, les avoient mieux étudiés, mieux constatés,
nous n'aurions peut-être pas besoin aujourd'hui d'expliquer celui qui se présente à nos yeux. Que nos fautes
passées nous servent, et que le fait présent, si intéres-
sant pour la science, soit entouré de tout ce qui peut
assurer son authenticité à venir. Ces réflexions s'adap-
tent à la plupart des observations que nous allons citer.

1°. Il est rapporté dans l'Encyclopédie (*art. œuf.*)
« qu'un fœtus femelle, incapable assurément d'ad-
» mettre le mâle, est né avec un fœtus formé au-
» dedans de lui. »

Certes, voici un fait analogue à celui de Verneuil;
mais qui est-ce qui en atteste la vérité? Où sont les
procès-verbaux, les témoins, les pièces? Des auteurs,
et surtout des auteurs encyclopédistes, sont répréhen-
sibles quand ils citent de pareils faits dénués de tout
ce qui pourroit leur donner de la consistance. Si l'on
ne s'astreint pas à citer en même temps les preuves
d'un fait extraordinaire, chacun peut dès-lors en créer
à son gré. Ajoutons que les expressions de l'auteur
portent une défaveur sur l'observation. En effet,
qu'est-ce qu'un fœtus incapable d'admettre le mâle?
Tous les fœtus ne sont-ils pas dans le même cas? Et
puis il ne dit pas dans quel organe, dans quelle partie du corps du premier fœtus, le second s'est trouvé
renfermé. Etoit-il dans la matrice? Etoit-il, comme
celui de Verneuil, dans la capacité abdominale?

Et pourtant, sur ces observations inauthentiques,

on fonde des systèmes. L'encyclopédiste conclut de cette observation, et de plusieurs autres trop peu vérifiées, (comme il l'avoue lui-même) que les femmes ont des œufs, et que ces œufs peuvent produire des êtres humains sans fécondation antécédente.

2°. Un des faits qu'il rapporte encore à l'appui de cette opinion erronée, peut aussi être placé avec celui de Verneuil. « On a vu, dit-il, dans une vierge, » constamment telle, et reconnoissable par l'intégrité » de son hymen, des dents, des ossemens et des che- » veux renfermés dans une tumeur du mésentere. Ce » phénomène, rapporté dans les Mémoires de l'Aca- » démie de Suède, a été observé depuis peu en Alle- » magne. »

C'est le lieu où l'on a trouvé la tumeur, qui place ce fait avec celui de Verneuil, et non l'intégrité de l'hymen ; car cette intégrité, apportée comme preuve, est bien illusoire. Nous avons des exemples non-contestés de femmes devenues enceintes, par l'approche de l'homme, et sans l'introduction du membre viril, qui est souvent elle-même douteuse. (1) Reste donc à savoir si cette conception n'étoit pas la suite d'une grossesse extra-utérine.

4°. et 5°. Voici deux faits cités dans le *Journal de Paris*, du 20 messidor, comme se rapportant à celui de Verneuil : je ne sais d'où les a tirés le citateur; mais on ne peut rien de plus ambigu, de moins authentique.

« Le 7 août 1759, dans la ville de Dordrecht en Hollande,

(1) Il y a quatre choses inconnues ; la trace de l'aigle dans l'air, la trace du serpent sur la pierre, la trace d'un navire au milieu de la mer, et la trace de l'homme à l'égard d'une vierge. *Salomon, prov. ch. XXX, v.* 19.

un brasseur, nommé Sleok, âgé de vingt-deux ans, fut soumis à une opération *latérale*, après avoir été traité long-
temps comme hydropique. Après un travail pénible, on tira
un enfant mâle qui paroissoit être à terme. Placé entre le
diaphragme et la partie supérieure des intestins, cet enfant
n'avoit point de placenta. On crut qu'il recevoit sa nourriture par le *rectum*, parce qu'on découvrit un petit conduit
qui communiquoit aux intestins du père, et qui s'étoit rompu
lorsqu'on avoit extrait l'enfant. On fit une enquête sur la con-
duite du malade ; il étoit vierge. Les savans, pour expliquer
l'origine de ce fœtus, dirent, *que le père devoit avoir eu un*
jumeau ; que le germe qui avoit été destiné à produire ce
jumeau, s'étoit incorporé en lui, et avoit été fécondé par
la chaleur de la liqueur prolifique du malade.

« En 1771, un pareil événement eut l'eu près de Hall,
dans le pays Saxon ; le père et l'enfant vécurent, malgré
l'opération césarienne. »

Que de questions nous aurions à faire ici ! Ce brasseur
n'étoit-il pas, ainsi que le soldat dont nous avons
parlé, (*titre* I.) une femme intérieurement ? ce fait
n'auroit donc plus de rapport avec celui de Verneuil.
L'enfant contenu dans son ventre, étoit-il enfermé
dans un kiste ? on ne le dit point. Avec quelles parties
avoit-il des adhérences ? on ne le dit point. Ensuite,
comment concevoir un petit conduit qui, de la partie
supérieure des intestins, communique à travers tout
l'abdomen avec le rectum ? Quelle nourriture pouvoit
recevoir ce fœtus par cet intestin ? L'idée en est aussi
répugnante que dépourvue de raison. Enfin, on sent
le ridicule d'une enquête, pour affirmer la virginité du
malade ; car ce n'est pas en présence de témoins que l'on
se prostitue. Malgré l'attestation du bourguemestre, de
quatre conseillers, et du greffier de la ville de Dordrecht,
nous mettrons en doute l'analogie de ce fait avec celui

(42)

de Verneuil, jusqu'à ce qu'il nous soit prouvé que ce prétendu homme n'étoit pas une femme.

Nous ne nous arrêterons pas au second fait, qui ne nous présente aucune espèce de certitude : nous dirons seulement que s'il est avéré, il est probable que cet être étoit encore une femme.

6°. Sigaud de la Fond, dans son *Dictionnaire des Merveilles de la Nature*, (art. *Accouchemens extraordinaires.*) affirme avoir lu dans les Mémoires d'une société savante, qu'il ne nomme pas, « qu'en Thuringe, » près de Naumbourg, une femme accoucha d'une » fille, laquelle accoucha d'une autre, au bout de huit » jours. » (1)

Pour ne pas nous exposer à la même mortification des commentateurs de la dent d'or et de la jambe de bois, nous garderons ici le silence. Nous ne disserterons

(1) Je crois que ce fait est le même que celui cité n°. 1., et qu'il est tiré des *Transactions Philosophiques de la société royale de Londres,* où on lit qu'en 1672, la fille d'un meûnier accoucha d'une fille, qui, elle-même, huit jours après, accoucha d'une autre longue comme un doigt, vivante, et qui fut baptisée.

Bartholin (Hist. 100, cent. 6) rapporte l'histoire d'une petite fille qui naquit grosse d'un enfant, en Danemarck, l'an 1645 ou environ. Bartholin a la priorité sur les autres, qui ne paroissent être que ses copistes bénévoles. Si nous voulions nous donner la peine de feuilleter les anciens auteurs, les anciens et les modernes recueils particuliers d'observations, nous trouverions, n'en doutons point, ce fait ou d'autres semblables, répétés ; et cela sans qu'aucun auteur ait cru devoir s'assurer de leur vérité.

Les auteurs ressemblent un peu, parfois, à ces moutons de Panurge, qui se jetoient à l'envi, les uns après les autres, à la mer, pour suivre le premier qui y avoit été précipité.

Au surplus, ceux qui sont curieux de monstruosités, peuvent consulter la *Bibliothèque de Médecine* de Planque, (art. *monstre, môle,* etc.) Jamais auteur n'a fait peut-être, de ces observations, une collection plus complète.

pas davantage sur la jument dont parle Bartholin, auteur peu véridique, laquelle fit une mule qui en portoit une autre; ni sur les souris qui, en naissant, étoient pleines d'autres souris.

Selon les circonstances ignorées de ces faits, ils peuvent se rapporter ou ne pas se rapporter à celui de Verneuil.

7°. Grotius parle (*observation 56 , pag.* 102) « d'une » femme au cou de laquelle, du côté gauche, survint » une tumeur semblable à une *loupe*; le volume de cette » tumeur devint tel, que la femme périt par l'effet des » accidens qui l'accompagnèrent; la tumeur ouverte » laissa voir un fœtus humain, de la longueur d'un » doigt; on y distinguoit un crâne, des mains et des » pieds. L'auteur ajoute que ce fœtus avoit tiré sa » nourriture de la mamelle gauche de la mère. »

Il faudroit d'autres détails pour prononcer sur cette observation, avant de l'assimiler à celle de Verneuil, comme l'a fait la personne qui l'a citée dans le *Journal de Paris*, du 20 messidor; il faudroit surtout s'assurer de sa vérité.

Nous avons des observations de femmes qui ont rendu des embryons par la bouche; ce que l'on a expliqué par une première rupture de la matrice, et une seconde rupture contiguë de l'estomac ou des intestins. L'observation de Grotius semble plutôt se rapporter à celles-là qu'à celle de Bissieu.

8°. Dans l'indigence où nous sommes de faits constatés, pareils à celui du jeune Bissieu, dans la race humaine, (1) nous en citerons d'analogues dans les végétaux et dans les animaux ovipares.

(1) Nous ne plaçons point ici le fait rapporté dans *le Publiciste*, du 5 thermidor, comme analogue à celui de Bissieu. Une fille accou-

Il faut placer dans cette classe les fruits à noyaux, dont le noyau contient deux germes ; les fruits qui ont deux noyaux, et les doubles fruits ; les fleurs et les fruits qui, dans leur sein, en renferment d'autres ; les œufs à double coque, appelés par Harvey, *ovum in ovo* ; les œufs contenant deux germes, nommés *ova gemellifera* ; enfin, les œufs qui en contiennent d'autres, garnis de leur coque.

Le phénomène de Verneuil peut donc être regardé comme unique; et sous ce rapport, il mérite de la part des savans l'examen le plus attentif. (1)

TITRE V.

RÉFUTATION DES OBJECTIONS.

(*Extrait des Petites Affiches* , de la rue Croix-des-Petits-Champs.)

Des 28 messidor, premier et 2 thermidor, an XII.

AU RÉDACTEUR.

Quæquæ non intelligunt, monstra vocant. Sanct.

Jusqu'ici, Monsieur, les femmes avoient eu la bonté de faire nos enfans, et nous trouvions ce procédé très-obligeant; mais voilà un fait qui jette l'alarme dans les ménages, et je connois beaucoup de bons maris qui de bonne foi se tâtent le ventre, et qui, jurant bien de ne pas s'y exposer plus d'une fois, si les mâles à leur tour doivent accoucher, font des vœux

chant à neuf ans, est un fait assurément très-extraordinaire, mais qui n'a pas le moindre rapport avec celui que nous expliquons, et qui, peu commun dans nos pays, l'est beaucoup dans les pays chauds.

(1) L'Ecole de Médecine en a fait un premier examen; elle paroît faire résulter cette informe production, des mêmes causes que nous avons attribuées à ce phénomène. Nous aimons à nous trouver en conformité d'opinion avec cette célèbre réunion de médecins et de chirurgiens, dont le public attend avec impatience le prononcé définitif.

pour que cette fonction retourne à celles auxquelles une longue possession et des *grâces d'état* semblent devoir en consacrer la propriété. Qu'ils se rassurent, le germe du fœtus, trouvé dans le corps du jeune Bissieu, n'étoit que son frère. La nature, une dans ses moyens, n'a point heureusement changé son mode de procréation, et le fait qui agite toutes les sociétés savantes, un peu lentes à se prononcer, conforme à ses lois immuables, prouve seulement sa tendance à un but uniforme, même dans ses écarts.

On sait à présent que le jeune homme de quatorze ans, qui fait le sujet de l'observation, est né à Verneuil, qu'il y a eu une enfance maladive; on le croyoit attaqué de ce qu'on appelle vulgairement *le carreau.* Le ventre a été tendu et douloureux depuis deux ans jusqu'à sept, époque à laquelle il fut mis en pension à Rouen, et sembla recouvrer sa santé. « Il étoit assez bien portant, quoique maigre et dé-
» coloré, très-agile, très-impétueux, très-spirituel. Le 6
» nivôse dernier, ce jeune homme, âgé alors de quatorze ans,
» fut attaqué spontanément d'une douleur excessive sous les
» fausses côtes du côté gauche; quelques moyens qu'on ait
» employés, les douleurs n'ont diminué que lorsqu'il se fût
» établi un dévoiement fétide et purulent. Six semaines avant
» sa mort, il rendit par les selles une pelotte de cheveux en-
» trelacés comme dans les égagropiles, et de la grosseur d'un
» petit œuf de poule. (1) » Les médecins consultés regardè-
rent cela comme une maladie organique, et après plusieurs remèdes infructueux, conseillèrent l'air natal. Enfin, il suc-
comba au milieu de douleurs affreuses.

Son ouverture (et j'ai sous les yeux en ce moment le procès-verbal que m'a envoyé le notaire de l'endroit), son ouver-
ture, faite par un médecin et un chirurgien, en présence de douze personnes, atteste qu'il a été trouvé dans le colon une poche, (je demanderai d'abord comment une telle masse a pu se loger dans le colon, sans obstruer le passage des rebuts de

(1) Lettre de M. Lefebure, d'Evreux. *Voyez* p. 4.

la digestion, et s'il n'est pas plus probable qu'elle y étoit seulement adhérente par un point inflammatoire, le même par lequel le peloton de cheveux se sera fait jour), (1) une poche contenant les débris d'un fœtus, un crâne, des dents, des appendices garnis d'ongles, des cheveux, etc.

Une autopsie nouvelle, faite sur exhumation ordonnée par le préfet de l'Eure, constate qu'il n'y a aucune organisation féminine intérieure ni extérieure.

Il ne me paroît qu'un seul moyen d'expliquer ce fait, sans calomnier l'innocence et la pureté de la jeune victime d'un phénomène aussi étrange.

Au moment de la conception de la mere, deux œufs détachés de l'ovaire ont été simultanément entraînés dans l'uterus; l'un pénétré de l'*aura vitalis*, l'autre infécondé. L'œuf fécond s'est attaché, par son pédicule, à la paroi de l'organe qui le contenoit; l'autre, au lieu de s'attacher pareillement à l'uterus, ainsi qu'il arrive dans la génération des enfans jumeaux, s'est rapproché de l'œuf fécond; ils se sont unis, un point inflammatoire a scellé cette union, et c'est par lui que le plus petit a pénétré l'autre, s'y est logé, en restant inactif, parce qu'il étoit comprimé, et que l'autre vivant, et développant ses forces vitales, ne pouvoit par sa chaleur animer un œuf infécondé. Il aura été chassé dans le ventre de l'individu, par l'énergie sans cesse agissante du poumon, du cœur, et par les lois de l'équilibre, à raison de la position du fœtus, dans les commencemens de la gestation. Il sera demeuré ainsi stationnaire, comme un œuf abandonné, jusqu'à ce que le fœtus, acquérant des dimensions, lui ait permis de végéter, et de parvenir à une grosseur capable de l'incommoder. L'enfant est né ainsi porteur de ce rudiment de fœtus; de là son ventre tendu, de là son existence maladive, qui, au bout de six ans, s'est améliorée par les exercices du jeune âge. Huit ans se sont ainsi écoulés, et la santé de l'enfant étoit sensiblement revenue. La puberté s'annonça, et c'est, à cette époque

(1) *Voyez* la note, page 10.

précise, que la liqueur prolifique , élaborée par la nature, pénétrant ce germe fourvoyé, lui a fait acquérir des dimensions,
qui ont renouvelé et excessivement augmenté les douleurs
du jeune Bissieu : et l'on fera sans doute une remarque qui
paroît avoir échappé aux différens narrateurs de ce fait ; c'est
que c'est le 5 nivôse que le jeune Bissieu, âgé alors de quatorze ans , fut attaqué spontanément de douleurs exces-
sives sous les fausses côtes du côté gauche , qu'il a eu les
nausées, les douleurs qu'on éprouve à un commencement de
grossesse , et que c'est en messidor suivant qu'il est mort ,
sept mois précisément après , et dans un terme ordinaire de
gestation.

Cependant , l'espace étant devenu trop étroit pour le développement du fœtus , le principe vital s'est éteint (si l'on peut
appeler vie une telle captivité) ; de là, putridité, désorganisation d'autant plus prompte, que le foyer étoit lui — même
entouré d'humeurs alkalescentes ; abcès du kiste qui le contenoit , érosion de la cloison qui le séparoit du colon. C'est par
cette ouverture que , conséquemment à la désorganisation de
ce fœtus mort , des cheveux ont été évacués un mois et demi
avant la mort de celui qui le portoit , et que les parties molles
tombées en dissolution auront passé et fourni le dévoiement
purulent qui a été observé. C'est à ces accidens qu'il faut rapporter la maladie de l'enfant , bien portant auparavant , ses
coliques aiguës, etc ; les parties dures n'auront pu franchir
une telle ouverture, et, finissant par obstruer les intestins,
il a fallu que le malheureux succombât.

Telle est , à mon avis, l'explication toute naturelle d'un
fait heureusement très-rare , dont on cite cependant quelques
analogues , et sur lequel l'anatomie comparée jette les plus
grandes lumières.

Je renverrai aux différens journaux et aux sources où ils
ont puisé, (1) pour les faits analogues, qui ne prouvent d'ail-

(1) Journal de Genève , année 1775, n°. 5 ; Hist. de l'Acad. royale
des Sciences , 1720 ; Journal de Paris, 16, 18 et 23 messidor an 12.

leurs rien de plus que celui-ci, puisqu'il est constaté, et je ne parlerai que des exemples fournis par l'*Anatomie comparée*, dont aucun n'a fait mention.

1º. Les animaux à deux têtes, à double tronc, à quatre bras, etc., ne sont que le résultat de deux œufs qui se sont unis, confondus, pénétrés réciproquement. On ne peut expliquer que par cette réunion les fruits jumeaux, dans lesquels le noyau lui-même est double, et contient deux germes réunis en un seul, entre deux lobes seulement plus distendus, ou dans lesquels les pepins appartenant à deux individus, sont enveloppés sous une même enveloppe, sous un même chorion ; car la nature, immense et simple dans ses moyens, paroît avoir adopté le même mode de reproduction pour ce qu'on appeloit ses trois regnes ; (1) et l'œuf des Phéniciens, emblême de l'univers, cache une allégorie qui fait autant d'honneur à leur génie qu'à leurs profondes connoissances.

2º. On sait que les œufs des volatiles, privés d'air et enduits d'un vernis ou d'une couche graisseuse, (2) se conservent très-long-temps sains et sans éclore, jusqu'à ce qu'une température convenable, naturelle ou artificielle, développe le germe et le fasse naître à la vie. C'est à cette faculté que le germe déposé chez le jeune tissieu a dû sa conservation, sans s'altérer, et jusqu'à ce qu'il ait pu se développer par la fécondation. Une remarque vient encore à l'appui de ce système ; c'est qu'il est d'observation que les œufs en général se conservent d'autant mieux sans se corrompre, qu'ils n'ont point été fécondés, et l'on conçoit en effet qu'un germe puisse être un principe de fermentation intestine, un aiguillon pour accélérer le mouvement des liqueurs animales.

Je ne partage pas, comme on voit, l'opinion des physiologistes, du nombre desquels est M. *Verdier - Heurtin*, médecin, qui, dès l'instant de la connoissance de ce phénomène,

(1) *Plantas et arbores ova parere.* Empedocles.

(2) Hist. des insectes, de Réaumur, tome 2 ; et Mém. de l'Acad. des Sciences, 1753.

m'a

m'a lu une dissertation dont cette opinion est la base ; (1) et
qui ont expliqué ce phénomene, en disant que deux germes,
tous deux fécondés, se sont rencontrés dans l'*uterus*, qu'ils
s'y sont soudés, que l'un des deux a absorbé l'autre, lequel
s'est développé dans son sein, de maniere que le jeune Bissieu, venant au monde, étoit déjà porteur d'un fœtus tout
formé. Dans ce systême, on auroit peine à expliquer comment
ce corps étranger, et mort au moment où l'autre entroit dans
la vie, a pu rester sans se corrompre pendant quatorze ans,
sans entraîner dans le tombeau le frêle sujet qui le portoit, et
a pu causer sa mort précisément à l'époque où il avoit acquis
toutes ses dimensions, vaincu tous les dangers de l'enfance et
conquis une heureuse puberté. Si l'on m'oppose l'exemple des
femmes qui, pendant dix, quinze et vingt ans, ont gardé
ainsi des fœtus sans altération, je répondrai qu'il n'y a ici
aucune parité. L'enfant déposé dans l'uterus de la mere est
dans le viscere destiné à le recevoir, et n'éprouve aucune
compression extraordinaire, même en supposant l'occlusion
de son orifice ; il y a plus, c'est que si l'uterus est biloculaire,
on conçoit la possibilité de nouvelles conceptions subsé-
quentes, et l'incorruptibilité d'un fœtus inaccessible à l'air,
si la partie où il est logé, se restituant sur elle-même, est
fermée hermétiquement : mais, dans la supposition du cas du
jeune Bissieu, porteur, dès sa naissance, d'un fœtus, il y a
dû avoir compression sur une masse inerte, privée de la vie,
par conséquent inflammation, érosion, ouverture, admis-
sion de l'air par le colon, dépôt purulent et enfin décomposition du corps étranger.

Les phénomenes suivans confirment mon opinion et l'explication de celui de Verneuil. Selon les mémoires de l'académie de Suede, (Encyclop., art. *fœtus*), on a rencontré
dans une vierge *constamment telle*, des dents, des ossemens,

(1) On voit que si des circonstances n'avoient empêché l'impression
de mon ouvrage, j'aurois eu la priorité sur les autres.

(*Note de M. Verdier.*)

4

des cheveux, renfermés dans une tumeur du mésentere ; on-a vu un fœtus femelle, incapable assurément d'admettre le mâle, né avec un fœtus formé au-dedans de lui. (1) L'auteur de cet article en conclut que les germes n'ont pas besoin de fécondation du mâle pour éclore. J'en concluerai bien plus probablement qu'ici deux germes avoient été fécondés originairement ; que l'un avoit donné le fœtus femelle , et l'autre le fœtus contenu en lui : mais aussi l'enfant contenant le fœtus est-il né mort.

On a expliqué ces superfétations, même après l'occlusion de l'uterus, par la pénétrante énergie de l'*aura seminalis.*

Christophe Naudin, (Cynogr. curios., lib. 5 , 5, 56 , M. nat. cur. dec. 11 , ann. 8, obs. , cxvii , p. 261 ,) rapporte l'exemple de mâles qui ont jeté des œufs par le fondement. Dans ces derniers temps, le docteur *Briois* a été nommé pour aller vérifier le bruit répandu d'une femme ayant pondu plusieurs œufs ; (et tout porte à croire que ceux-là étoient inféconds, puisque l'espece d'incubation du corps humain ne les avoit pas fait éclore.) Les *Actes érud. de Leipsik* , année 1683, p. 221, citent un œuf de poule au milieu duquel on en trouva un plus petit.

Harvey, dans son Traité *de generatione animalium ,* parle d'œufs à double coque, qu'il appelle *ovum in ovo.* Aristote paroît avoir connu les œufs doubles nommés *ova gemellifera ,* contenant deux blancs , deux jaunes , deux germes ; et M. Harvey remarque que communément ils renferment deux poulets ou un poulet à deux têtes, à quatre pattes, etc.

En 1706, M. Méri a fait voir à l'académie des sciences un œuf cuit , dont le blanc renfermoit un œuf de la grosseur d'une olive, revêtu de sa coque, de sa membrane intérieure, de sa *cicatricule*, de son *vitellus* et de son *albumen.* En 1745, on présenta à la même académie un œuf de poule d'Inde, contenant un autre œuf garni de sa coque.

En 1742, M. Petit se rendit témoin du même phénomène : enfin on a trouvé, en 1722, à Grandersheim, dans des œufs,

(1) *Voyez* pages 39 et 40 , numéros 1 et 2.

des corps étrangers, des pois, des lentilles, jusqu'à six dans un œuf; et je soutiens que c'est ainsi qu'est entré dans le corps du jeune Bissieu le germe qui n'a ensuite éclos qu'après avoir pu être fécondé.

La ponte d'œufs par des coqs, regardée jusqu'ici comme une fable, et cependant attestée par plus d'un témoin oculaire, n'a peut-être pas une autre origine.

Tout se réunit donc, en théorie comme en pratique, pour prouver que le prodige de Verneuil n'est dû qu'à la réunion de deux germes, dont l'un, fécond et énergique, a absorbé l'autre, qui ne s'est développé que quatorze ans après, parce qu'inféconde jusque-là, (1) il a pu seulement être fécondé par absorbtion de la liqueur spermatique du jeune homme arrivé à la puberté, surtout étant placé précisément près des organes destinés à cette secrétion ; et cette absorbtion n'étonnera que ceux qui ignorent l'odeur forte et pénétrante de la liqueur prolifique, dont les esprits volatils peuvent bien pénétrer quelques membranes, puisque des faits constatés attestent des superfétations opérées malgré l'occlusion de l'uterus.

Quant à la difficulté à ce qu'un fœtus éclose autre part que dans l'organe destiné à la reproduction, il suffira de rappeler les fréquens exemples de petits fœtus trouvés engagés dans les trompes de Faliope et les conceptions ventrales. (2)

Au surplus, on conçoit la difficulté d'étendre tous les raisonnemens et de répondre à toutes les objections, dans un cadre aussi étroit qu'un article de journal. J'invite les savans à me faire part de leurs opinions ; et je m'empresserai de les

(1) Comme on garde dix, quinze et vingt ans des œufs de vers à soie inféconds par le mâle ; et qui n'acquièrent la faculté d'éclore qu'en les soumettant à l'irrigation fécondante du mâle avec des œufs de l'année ; c'est ainsi qu'auprès du Lac-Majeur, on a trouvé, dans un vieux mur de trois cents ans, trois œufs enfermés sous le ciment, et qui se trouvèrent frais comme s'ils étoient nouvellement pondus.

(2) En 1669, on présenta à l'académie royale des sciences de Paris, un fœtus long de six pouces, conçu hors de l'uterus.

citer dans une dissertation plus étendue dont je m'occupe sur cette matiere, à peu près vierge encore. (1)

Quant à moi, il me reste prouvé qu'une opération latérale eût sauvé les jours de ce malheureux enfant, qu'une monstrueuse destinée avoit condamné à être tout à la fois frere, mere et pere d'un être auquel il doit la mort.

Marie de Saint-Ursin, *D. M.* (2)

RÉPONSE A LA LETTRE PRÉCÉDENTE.

Vous avez jeté le gant, Monsieur, je l'ai ramassé ; combattons : mais semblables à ces héros qu'un faux honneur conduit en champ-clos, embrassons-nous avant de combattre ; gardons en combattant les lois de la décence ; et que le vainqueur présente ensuite la main au vaincu.

Je me félicite d'avoir en vous un digne adversaire : dans les camps comme à la ville vous avez fourni une honorable carrière, et votre *Ami des Femmes* vous a placé au rang de nos auteurs recommandables. Mais à propos de cet *Ami des Femmes*, je dois être un peu le vôtre, car je suis l'ami de vos amies : en amis combattons donc.

(1) Ce fait est peut-être plus commun qu'on ne pense, et expliqueroit quelquefois ces morts subites, ces lienteries muqueuses et purulentes, qui enlèvent tant d'enfans. On ne peut, au reste, que voter des remercîmens aux parens qui ont permis, et aux officiers de santé qui ont fait cette ouverture, sans laquelle l'art perdoit encore un moyen de s'instruire. Combien le préjugé contraire n'a-t-il pas enterré de vérités !

(2) M. Marie de Saint-Ursin n'est point ce Marie distributeur, colporteur d'une eau prétendue médicinale, à laquelle il a donné son nom ; il n'est point ce Marie qui salit de ses affiches les murs de la capitale. Je n'ai rien de commun avec de pareils êtres.

(*Note de M. Verdier.*)

Vous avez élevé, Monsieur, à ce qu'il me semble, un édifice à l'erreur : les bases en sont fragiles ; et je puis dire avec Camille :

> Sappons ces fondemens encor mal assurés.

Vous prétendez, pour réduire en peu de mots votre opinion, qu'un germe infécondé est entré dans le corps de Bissieu ; qu'il y est demeuré à peu près *stationnaire* quatorze ans ; et qu'à cette époque de la puberté, la liqueur prolifique élaborée, rentrant dans la masse des humeurs, a été féconder ce germe *fourvoyé*.

Je vous prierai d'abord, Monsieur, de relire avec moi les procès-verbaux qui constatent ce fait extraordinaire.

« Bissieu naquit, dit M. Blanche, d'une foible constitution : son premier développement fut difficile. A peine put-il balbutier, qu'il se plaignit d'une gêne dans le côté gauche ; peu à peu cette partie augmenta de volume. Les dernieres fausses-côtes s'élevèrent, et présentèrent à l'œil une espèce de difformité ; il éprouvoit constamment une foiblesse dans cette partie. Parvenu à l'âge où on décore les enfans de l'habit qui distingue leur sexe, les culottes l'embarrassoient. Enfin, à l'époque où il commença son instruction, j'eus occasion de le voir chez un de mes amis. Dès ce temps, il se plaignoit d'un mouvement douloureux dans l'hypocondre gauche, dont il faisoit dépendre la cause de l'existence de vers dans cette région. »

N'est-il pas évident, d'après ce rapport, que le fœtus trouvé dans le corps de Bissieu, existoit dès sa naissance ? Il n'est pas un mot qui ne le prouve d'une manière incontestable. *Les fausses côtes s'élevèrent* : la tumeur étoit donc même déjà considérable.

Les termes du rapport vous paroissent - ils, Monsieur, susceptibles d'interprétation? Nous avons des
témoins muets et irrécusables de l'ancienneté de ce
fœtus.

Vous regardez le 5 nivôse comme l'époque de la
fécondation du germe que vous appelez *fourvoyé*.

De bonne foi, pensez-vous qu'en si peu de temps,
(c'est-à-dire en cinq mois et dix-neuf jours, puisque
Bissieu est mort le 24 prairial, et non au bout de sept
mois, à dater du 5 nivôse, ce que vous avez regardé
comme un terme de gestation) cette masse informe
ait pu acquérir un si haut degré de végétation? Re-
portez-vous encore avec moi à l'autopsie cadavérique.

« Nous avons trouvé, disent les médecins et chirurgiens qui ont fait l'ouverture du corps, dans une même
poche, épaisse et membraneuse, deux masses bien distinctes; l'inférieure toute composée d'une forte poignée
de cheveux; (l'enfant en avoit rendu avant sa mort
pareille quantité) la supérieure, dure, osseuse, couverte de peau, avec des poils ou cheveux, six ou
sept dents, un ongle bien marqué, et terminée par
une masse osseuse et charnue, tenant la place de la
poitrine et du ventre, confondus. La masse tenoit à
la rate et aux côtes, par un ligament charnu, épais et
très-dur. » (Sans doute, c'étoit le placenta près de
passer de l'état charnu à l'état osseux; comme dans la
vieillesse s'ossifient les cartilages, les vaisseaux, et même
les parties musculeuses.)

Certes, ce n'est pas là la description d'un fœtus de
six mois, dont tous les os sont nécessairement encore
cartilagineux, et chez lequel il existe à peine des cheveux. Il y a plus : le fœtus dont il est question auroit
eu, dans votre hypothese, Monsieur, beaucoup moins

de quatre mois , puisque Bissieu , six semaines avant sa mort, avoit rendu, par les selles, une masse de cheveux qui annonçoit une dissolution bien antérieure de ce fœtus.

Mais vous vous rejetterez , Monsieur , sur les mots de votre petite dissertation : *le germe est demeuré stationnaire dans le fœtus de Bissieu , comme un œuf abandonné, jusqu'à ce que le fœtus , acquérant des dimensions, lui ait permis de végéter et de parvenir à une grosseur capable de l'incommoder.*

Il suit de là que ce germe a été fécondé avant que d'être fécondé.

C'est ainsi que Sosie,

> Etoit venu
> Avant que d'être arrivé.

Comment supposez-vous qu'un germe infécondé peut être animé et végéter par le seul effet de la chaleur du corps qui le renferme ? Autant vaudroit dire que l'œuf d'une poule, qui n'a pas été fécondé par le coq , peut produire un être informe, par la seule chaleur d'une poule couveuse.

D'après vous , la liqueur du mâle n'est donc plus nécessaire pour produire un être humain ; son *semen* ne fait donc que donner à l'embryon, déjà grand, les moyens d'acquérir de plus grandes proportions.

Vous avouerez pourtant avec moi, que si un germe infécondé, placé hors de sa terre natale, peut végéter et grossir, cela arriveroit à plus forte raison dans le lieu qui lui est destiné par la nature, dans les ovaires. Nous verrions donc de petits embryons vivans et déjà gros, tomber dans la matrice, s'y accroître, car ils n'y

seroient pas comprimés ; et cela , avant que le mâle
ait donné le dernier sceau à cette production : et c'est
ce qui ne s'est jamais vu , que je sache.

Vous supposez ensuite que l'espace étant devenu trop
étroit pour le développement du fœtus , le principe
vital s'est éteint. De là , dites - vous , *putridité* , *désorganisation* , *abcès* , *érosion* , etc. Mais je vous dirai que
le ventre d'une femme prête à mesure qu'elle avance
dans sa grossesse , même dans les grossesses extra - uté-
rines ; et que rien ne pouvoit empêcher celui de Bissieu de prêter , s'il en eût été besoin.

M'expliqueriez - vous bien aussi comment il a jamais pu long-temps exister un principe vital dans une
masse informe et sans organisation déterminée ? Et si
vous convenez avec moi que ce principe , que vous appelez vital , étoit réellement et simplement un principe
végétal , je vous prouverai , par des exemples multipliés de tumeurs et d'engorgemens considérables des
organes abdominaux , que la tumeur dont il est question , auroit pu s'étendre encore , et que cette croissance ne nécessitoit , ni *putridité* , ni *désorganisation*.
J'ai ouvert , rue de Jouy , le corps d'un homme qui
avoit , sans s'en être même douté , une rate pesant dix
livres. C'étoit une masse graisseuse , squirreuse en plusieurs points , fortement adhérente à une partie du
colon ; elle tenoit toute la partie gauche du ventre ; les
intestins étoient refoulés dans la partie droite ; ce qui
avoit mis une égalité de grosseur entre les deux côtés.
Le malade en est mort , mais sans qu'il se soit établi
aucune suppuration : il a dû sans doute sa sécurité à
l'accroissement insensible de cette tumeur. Telle a dû
être la situation du jeune Bissieu.

Que de choses , Monsieur , il faut supposer pour expliquer le fait à votre maniere ! Il faut croire encore, par exemple, que le germe infécondé s'est conservé intact dans le corps de Bissieu, pendant un grand laps de temps : et pour prouver cette assertion, plus qu'extraordinaire, vous présentez de prétendus exemples analogues dans *les œufs des volatiles qui, privés d'air ou enduits d'un vernis ou d'une couche graisseuse, se conservent long-temps,* dites-vous, *sains et sans éclore, jusqu'à ce qu'une température convenable en développe le germe.*

Mais, Monsieur, prenez-y garde ; ou je me trompe, ou votre logique se trouve ici en défaut : la parité n'est nullement exacte. Les œufs des volatiles sont entourés d'un mur (la coque) qui les défend des outrages des corps extérieurs. Ici, rien de pareil. Ce germe incorporé dans le corps de Bissieu, est une pulpe molasse que rien ne garantit de l'action de ces corps ; ce germe est un point, par rapport aux organes de Bissieu : et *chassé,* comme vous le dites, *dans le ventre de l'individu, par l'énergie sans cesse renaissante du poumon, du cœur,* etc., il auroit, en peu de temps, été absorbé, et eût roulé bientôt dans les vaisseaux de Bissieu.

'Qu'une substance dure, par exemple des grains ou des balles de plomb, se conservent dans le corps, la vie entière, cela se conçoit ; mais qu'une goutte d'une liqueur quelconque, entourée d'une pellicule mince à peu près comme une toile d'araignée, (1) battue par

(1) Si l'on adopte le système du mélange des deux semences, (*Voy. princ.* 5, *tit.* II\.) ce n'est plus une goutte de liqueur entourée d'une pellicule, qui est tombée dans la matrice ; ce sont quelques gouttes de semence, dont une partie a servi à la fécondation, et dont l'autre a été volatilisée. Dans ce système, l'opinion de M. Marie ne seroit nullement soutenable.

l'oscillation sans cesse répétée des vaisseaux, se conserve, sans se mêler avec les humeurs du corps, oh! cela ne se conçoit plus du tout.

Mais je vous accorde le fait pour un moment : comment concevez-vous que la liqueur prolifique de Bissieu est allé trouver ce germe *fourvoyé*, pour le féconder ?

Il en est de la semence rentrée dans la masse de la circulation, comme de toute autre humeur ; elle perd nécessairement, par son mélange, une partie de ses vertus : le sang en acquiert de nouvelles qualités ; mais pour retrouver la vertu prolifique, il faut une nouvelle élaboration dans les organes destinés à séparer du sang la liqueur séminale.

D'un autre côté le jeune Bissieu élaboroit-il assez de semence, et cette élaboration étoit-elle assez parfaite pour produire des effets aussi grands ? On peut en douter. On connoît, par l'exemple des castrats, à qui il ne vient point de barbe, ou qui la perdent, quels sont les effets de la rentrée dans le sang, de la liqueur séminale du mâle. Mais, Bissieu, à quatorze ans, ne devoit avoir qu'un léger duvet au menton ; sa semence n'avoit donc point encore de force. Vous me direz peut-être que des imberbes ont procréé : oui, mais à la manière accoutumée ; et il faudroit une bien autre activité à la semence, quand avant d'agir, elle devroit rouler avec toutes les humeurs.

Enfin, pour vous poursuivre dans vos derniers retranchemens, je veux vous montrer que vous avez pris une inflammation de poitrine, *pour les douleurs que l'on éprouve dans un commencement de grossesse.*

« Le 5 nivôse dernier, dit M. Blanche, le jeune Bissieu fut attaqué d'une douleur poignante dans le côté, accompagnée de fièvre et d'oppression. Je fus appelé le septième jour, je le trouvai en fièvre; une tumeur considérable occupoit l'hypocondre. »

A ces caractères, reconnoissez, Monsieur, une maladie inflammatoire de la poitrine.

Pleuritis dicitur adesse, quando æger laborat acutâ, continuâ febre, cum pulsu duro, dolore acuto, punctorio, inflammatorio, etc. BOERHAAVE, aph. 875.

Mais je suis curieux de savoir comment vous sortirez d'une autre objection.

Un des symptômes caractéristiques de la grossesse, est l'accroissement graduel du ventre, par celui du fœtus qui y est contenu.

Ici nous voyons le contraire ; dès les premiers momens de la prétendue conception le ventre est arrivé à son plus haut degré d'amplitude. Au 12 nivôse, *une tumeur considérable occupoit l'hypocondre :* elle ne paroît même pas avoir augmenté depuis.

Après avoir établi votre système, Monsieur, vous critiquez le mien.

Entre plusieurs difficultés que vous trouvez à supposer la végétation dans le corps de Bissieu, d'un germe fécondé, et auquel répond ma dissertation, j'en combattrai une ici.

Si l'on m'oppose, dites-vous, *l'exemple de femmes qui ont gardé des fœtus dix, quinze et vingt ans, je répondrai qu'il n'y a nulle parité avec le fait de Verneuil, puisque l'enfant, dans le premier cas, est déposé dans l'uterus de la mère, viscère destiné à le recevoir.*

La parité, monsieur, est ici entière ; car ces fœtus, restés dix, quinze et vingt ans dans le ventre de leur mere, n'étoient pas pour la plupart contenus dans la matrice; mais bien, comme celui de Bissieu, dans la capacité abdominale : et j'ai cité même l'exemple d'un enfant qui y étoit venu à terme et vivant. (*V. la note de la page* 28.)

Permettez-moi maintenant, Monsieur, de vous renvoyer à mon ouvrage pour les faits que vous avez cités comme analogues à celui de Bissieu. Il en est deux pourtant dont je n'ai point parlé, et que je dois réfuter; car si j'emporte la victoire, je la veux complète.

Vous pensez que *la ponte d'œufs par des coqs, regardée jusqu'ici comme une fable, quoiqu'attestée par plus d'un témoin oculaire, n'a peut-être pas une autre origine que celle du fœtus trouvé dans le corps de Bissieu.*

Avant de répondre à cette analogie, examinons le fait. Les coqs pondent-ils des œufs?

Vous penchez vers cette opinion, parce qu'elle s'accorde avec votre système sur la génération du fœtus de Bissieu : mais cet ingénieux rapprochement vous a déçu par son originalité; et j'aime à croire qu'en y apportant plus de réflexion, vous ne tiendrez pas à votre croyance, et que vous penserez, au contraire, avec moi, que les témoins que vous me citez ne sont rien moins qu'oculaires.

Lisez l'observation faite par M. Lapeyronnie, célèbre chirurgien, dont le détail est consigné dans les Mémoires de l'Académie des Sciences, année 1710 : et si vous ne vous rendez pas, rienn'est capable de vous persuader. (1)

_____

(1) Il ne peut être que très-intéressant pour tous ceux qui pourroient partager le préjugé de notre adversaire, de rapporter ici un extrait de cette observation. On ne doit jamais négliger l'occasion qui se présente de détruire une erreur.

« M. Lapeyronnie nous apprend qu'un de ses fermiers lui apporta plusieurs œufs plus gros que des œufs de pigeon, étant dans la ferme persuasion qu'ils avoient été pondus par un jeune coq, et lui assura

Il est des choses absolument impossibles, Monsieur,
et auxquelles rien ne me feroit croire : telle est la ponte
que s'il en faisoit éclore quelques-uns, il naîtroit de chacun d'eux un
serpent, que le vulgaire appelle un *basilic*, dont la vue est mortelle.
Il lui dit encore que s'il ouvroit un de ces œufs, il le trouveroit sans
jaune, et qu'à sa place il verroit en petit, mais fort distinctement, un
animal qui auroit la forme d'un serpent.

» Je fis, dit Lapeyronnie, l'ouverture de l'un d'eux en présence de
plusieurs personnes. Nous fûmes tous également surpris de voir l'assertion du fermier confirmée. Point de jaune dans cet œuf, et à sa place
un corps étranger qui ressembloit assez bien à un petit serpent entortillé.
J'en ouvris plusieurs, dans lesquels j'observai la même chose, à l'excep-
tion que le petit animal n'étoit pas dans tous aussi bien conformé. Dans
quelques-uns cependant je ne vis, au lieu de serpent, qu'une tache
jaune. »

(Dans le premier cas, l'œuf sans doute avoit été fécondé, et ce petit
serpent n'étoit autre chose que le fœtus de l'oiseau avec son cordon ;
dans le second, il ne l'avoit probablement pas été.)

» La différence de ces œufs aux œufs ordinaires, qui ont tous un
jaune, détermina Lapeyronnie à approfondir cette matière.

» Si ces sortes d'œufs appartenoient exclusivement à un coq, il faudroit donc, se disoit-il, que cet animal fût autrement constitué que
ne l'est ordinairement un coq ; qu'il eût un organe particulier, au
moins un ovaire, une trompe que n'ont point les coqs ; qu'il fût hermaphrodite dans son espèce, comme plusieurs autres animaux le sont
dans la leur. Cette réflexion engagea notre savant académicien à se faire
apporter le coq, qu'il ouvrit, et dont il disséqua toutes les parties du
bas-ventre, avec toute l'attention, toute l'exactitude dont il étoit capable ; et il ne trouva rien dans cet animal qui pût appuyer l'idée qu'il
s'en étoit formée. Cela ne l'empêcha cependant pas de faire couver quel-
qués-uns des œufs qui lui étoient restés. Ils ne produisirent rien ; et
les ayant ouverts, après un mois de couvée, il n'y trouva aucun changement, si ce n'est que le blanc étoit plus divisé et plus fluide qu'il
ne l'est ordinairement.

» Cependant le fermier, dont il a été question ci-dessus, privé de
l'animal qu'il croyoit lui avoir donné les œufs qu'il avoit portés à
notre académicien, trouva encore dans sa basse-cour de pareils œufs,
qu'il ne pouvoit pas soupçonner avoir été poudus par un coq, puisqu'il n'en avoit point alors ; ce qui l'engagea à tâcher de découvrir d'où
ils provenoient, et il s'assura que c'étoit la production d'une poule. Il
en porta un à Lapeyronnie, qui le garda quelque temps avant de l'ou-

d'œufs par des coqs, à moins de supposer que ces volatiles ont intérieurement les parties génitales de la poule;
telle est aussi la ponte d'œufs par des hommes, que vous
citez avec complaisance. On est moins crédule dans
notre siècle que dans les précédens, mais on l'est encore
trop. Nos ancètres nous ont, en cela, beaucoup apprêté
à rire; nous apprêterons aussi un peu à rire à nos neveux.

Que penser, par exemple, de Planque, qui rapporte (art. *monstre*) qu'une femme est accouchée de
trois rats; que d'autres sont accouchées de saumon, de
canard, de chien, de souris; ce qu'un docteur, nommé
Durand, a la bonhomie d'attribuer à l'imagination des
mères? qu'une vache a mis au monde, avec un veau,
trente petits chiens? Pour moi, j'en ris; je ris encore
plus fort, quand je lis, dans le *Journal des Savans*,
qu'une femme est accouchée de trois cent soixante-cinq
enfans à la fois, attendu que l'année n'étoit pas bissex-
tile; qu'un enfant a parlé en venant au monde. (1) Je
ris surtout de la simplicité des auteurs qui citent de

vrir. Pendant ce laps de temps, le fermier observa que cette poule
chantoit, comme si son chant eût été l'effet d'une douleur qui l'eût
provoqué. Il s'aperçut, outre cela, qu'elle rendoit, des matières
jaunes fort délayées, qui ressembloient à du jaune d'œuf, et qu'elle
continuoit à pondre de petits œufs semblables aux premiers.

» Bien persuadé de ces faits, Lapeyronnie, auquel le paysan avoit
apporté la poule, l'ouvrit en présence de plusieurs savans et amateurs,
et il lui trouva dans le ventre une vessie grosse comme le poing, remplie d'eau fort claire. Le résultat de cette opération lui démontra que
les prétendus œufs de coq sont de véritables œufs de poules dégéné-
rées, et que cet accident est l'effet d'une maladie dépendante de la
mauvaise constitution de l'animal. Puisse cette observation, qui vient
de main de maître, détruire une erreur grossière, qui n'a trouvé que
trop de partisans, même parmi ceux qui se flattent d'être au-dessus des
préjugés vulgaires! »

(1) J'ai toujours vu citer avec étonnement, dans des ouvrages recommandables, et notamment dans une dissertation très - estimée du

(63)

pareilles observations, et suent sang et eau pour les expliquer. *Ride si sapis*; c'est Martial qui l'a dit.

Vos fécondations par la pénétration, *des esprits volatils de la semence à travers les membranes de l'uterus*, me paroissent aussi un peu, Monsieur, du genre des choses impossibles. Si cela pouvoit arriver ainsi, il y auroit très-souvent des superfétations.

Je voudrois que ceux qui attestent que des superfétations ont été opérées malgré l'occlusion de l'uterus, me disent comment ils se sont auparavant assurés que cet uterus étoit entierement fermé. Il l'est toujours après la fécondation, direz-vous, puisque vous partagez cette opinion ; mais, en retorquant votre argument, je pourrois vous dire : il ne l'est pas toujours, puisqu'il a existé des superfétations. Et certes, il est plus simple de penser que quelquefois cette occlusion n'est pas parfaite (1), que de

docteur Falconer, de Londres, sur *l'influence des passions sur les maladies*, le fait suivant, analogue à celui que je viens de citer, comme étant incontestable, et dont pourtant une simple réflexion devroit démontrer la fausseté. Cela prouve combien peu les hommes sont en garde contre l'amour du merveilleux.

« A la prise de Sardes, un soldat perse, ne connoissant point Crésus,
» s'avança pour le tuer. Son fils, muet dès sa naissance, voyant le
» danger où étoit son père, s'écria : *Soldat, ne tue point Crésus* Ce
» furent les premières paroles qu'il prononça, et il continua ensuite
» de parler sans embarras le reste de sa vie. » (*Hérodote, Liv. I.*)

Il peut arriver que la parole soit rendue à un homme, comme Pausanias le rapporte d'un certain Battus, qui la recouvra par la frayeur que lui causa l'aspect d'un lion. (*Liv. X.*) La faculté de parler a pu, par le même effet, être donnée au fils de Crésus, mais il est hors des choses possibles, hors de la nature, que, par une frayeur, il ait appris une langue et la prononciation de cette langue en quelques secondes. Que diroit-on à un Français qui assureroit avoir appris, en arrivant à Pékin, le chinois en quelques minutes, par l'effet d'une peur ?

(1) Ne voit-on pas l'orifice de la matrice s'ouvrir momentanément dans des préparations de fausses-couches, et les femmes se rétablir et amener leur enfant à terme ? (Cela n'arrive-t-il pas nécessairement dans les pertes ?)

croire à la fécondation par la pénétration, à travers de membranes épaisses, *des esprits volatils de la semence.*

Allons toujours, Monsieur, si nous voulons nous éclairer, du connu à l'inconnu; c'est faire le contraire que de vous servir, pour appuyer votre opinion sur le fœtus de Verneuil, de faits qui sont loin d'être prouvés.

Enfin, je pense contre vous, Monsieur, que les faits analogues à celui de Verneuil, loin d'être communs, doivent être d'autant plus rares, qu'il faut, pour qu'ils aient lieu, un concours de circonstances extraordinaires. L'embryon absorbé n'a, pour entrer en entier dans le corps d'un autre, que quelques instans; c'est-à-dire, depuis la chute du germe fécondé dans la matrice, jusqu'à son attache aux parois de ce viscere. L'embryon absorbé doit être aussi beaucoup plus petit que l'autre; et peut-être ce phénomene ne peut-il exister sans qu'il y ait eu superfétation, comme nous l'avons dit, ce qui est aussi un accident très-rare.

J'aime à me retrouver avec vous, Monsieur, à la fin de votre ouvrage, dans les remercîmens que vous adressez à ceux qui ont permis et fait l'ouverture du corps de Bissieu, et à qui nous devons cette belle observation; (1) et dans les vœux que vous faites pour l'entière destruction du préjugé qui s'oppose chaque jour à l'ouverture des corps, et par-là aux progrès de l'art. (2)

(1) On doit à M. Blanche d'avoir sollicité le premier cette ouverture; peut-être sans lui n'eût-elle pas eu lieu.

(2) En lisant Planque, on voit, à chaque instant, les parens s'opposer à l'ouverture des monstres, et le peuple dominer et obtenir l'anéantissement des animaux monstrueux. Les soi-disant trente petits chiens dont une femme accoucha furent détruits.

FIN.